Leon Prado

Caminhos Holísticos
Teoria das Emanações

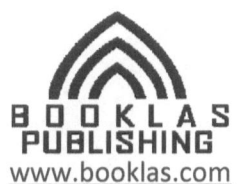

BOOKLAS
PUBLISHING
www.booklas.com

Título Original: *Caminhos Holísticos*
Copyright © 2024 por Luiz Antonio dos Santos
Todos os direitos reservados a Booklas.com
Este livro é destinado ao desenvolvimento pessoal e espiritual. As informações e práticas descritas são baseadas em estudos, conhecimentos tradicionais e experiências de autores e especialistas da área. Este conteúdo não substitui aconselhamento médico ou terapias convencionais, sendo um recurso complementar para bem-estar e crescimento pessoal.

Equipe de Produção
- **Editor:** Luiz Antonio dos Santos
- **Revisão de Texto:** Helena Ribeiro, Paulo Mendes, Sofia Almeida
- **Design Gráfico e Diagramação:** Clara Antunes
- **Capa:** Estúdio Booklas / Gabriel Fonseca

Publicação e Identificação
Caminhos Holísticos / Por Leon Prado
Booklas, 2024
Categorias: Desenvolvimento Pessoal. Espiritualidade. Religião.
I. Prado, Leon. II. Antunes, Clara. III. Título.
DDC: 158.1
CDU: 159.9

Direitos Reservados
Editora Booklas
Rua José Delalíbera, 962
86.183-550 – Cambé – PR
Email: suporte@booklas.com
www.booklas.com

Sumário

Caminhos Holísticos 1
Prólogo 6
Capítulo 1 O Mistério das Emanações 8
Capítulo 2 O Fluxo Primordial 12
Capítulo 3 A Interconexão Essencial 16
Capítulo 4 Vibrações e Frequências 20
Capítulo 5 A Dualidade das Emanações 24
Capítulo 6 As Sete Camadas Energéticas 28
Capítulo 7 A Linguagem das Emanações 32
Capítulo 8 Emanações e o Tempo 36
Capítulo 9 Os Guardiões da Energia 40
Capítulo 10 O Campo Unificado 44
Capítulo 11 Emanações na Natureza 48
Capítulo 12 As Camadas Invisíveis 52
Capítulo 13 O Papel da Intuição 56
Capítulo 14 Os Três Portais 60
Capítulo 15 O Poder do Silêncio 63
Capítulo 16 Emanações e Emoções 67
Capítulo 17 Alinhamento Pessoal 71
Capítulo 18 O Círculo de Energia 75
Capítulo 19 A Dança das Emanações 79
Capítulo 20 A Jornada Interior 82
Capítulo 21 Símbolos Universais 86

Capítulo 22 Rituais e Cerimônias 90
Capítulo 23 A Geometria Sagrada 94
Capítulo 24 A Energia dos Elementos 98
Capítulo 25 O Campo Pessoal 102
Capítulo 26 As Emanações no Cotidiano 106
Capítulo 27 A Memória das Emanações 109
Capítulo 28 Emanações e Sonhos 112
Capítulo 29 A Música das Esferas 116
Capítulo 30 A Energia do Espaço 119
Capítulo 31 Os Guardiões Internos 123
Capítulo 32 A Conexão com o Divino 127
Capítulo 33 A Sabedoria dos Ancestrais 130
Capítulo 34 O Papel da Gratidão 134
Capítulo 35 Emanações e Criatividade 137
Capítulo 36 Ciclos Energéticos 141
Capítulo 37 A Energia do Perdão 145
Capítulo 38 A Ponte Entre Mundos 149
Capítulo 39 Energias Coletivas 152
Capítulo 40 A Reconexão com o Ser 156
Capítulo 41 O Caminho da Cura 159
Capítulo 42 A Energia dos Cristais 162
Capítulo 43 O Equilíbrio das Polaridades 165
Capítulo 44 O Poder da Intenção 168
Capítulo 45 Emanações e Prosperidade 171
Capítulo 46 A Harmonia Universal 174
Capítulo 47 Emanações e o Amor 177
Capítulo 48 Limpeza Energética 180

Capítulo 49 As Emanações na Meditação 183
Capítulo 50 O Caminho da Luz 186
Capítulo 51 Integração Holística... 189
Capítulo 52 O Retorno à Fonte 192
Epílogo 195

Prólogo

O livro que você segura não chegou até você por acaso. Ele é um chamado. Um portal cuidadosamente desenhado para convidá-lo a atravessar os véus que obscurecem as verdades mais profundas da existência. Aqui, cada palavra, cada conceito, foi esculpido como uma chave para destrancar um entendimento que já habita em seu interior, aguardando apenas o momento certo para despertar.

Você já sentiu que há algo mais por trás da aparente simplicidade do mundo? Uma energia sutil, pulsante, que conecta tudo ao seu redor — o sol, o vento, as estrelas, seus próprios pensamentos? Esta não é uma percepção ilusória, mas um reflexo da verdade universal. As emanações descritas nas páginas seguintes não são apenas ideias, mas forças que moldam sua vida, quer você as perceba ou não.

Ao mergulhar neste livro, você será confrontado com um novo paradigma. Ele não é um manual técnico ou uma leitura casual. Ele é um guia, um mapa para explorar o território mais vasto e complexo que existe: sua conexão com o Todo. Este é o início de um diálogo com a essência de quem você é, um convite a realinhar sua energia com o fluxo primordial que sustenta tudo o que existe.

A cada capítulo, você não apenas aprenderá, mas sentirá. As emanações, os fluxos vibratórios que interligam cada aspecto da criação, não estão apenas lá fora, no cosmos. Elas vibram em você, moldam seus sentimentos, guiam suas decisões. Ao compreender suas dinâmicas, você perceberá que a sincronicidade, os encontros inesperados, os momentos de epifania são mais do que coincidências — são mensagens, um lembrete de que você está imerso em uma sinfonia cósmica.

Este não é um conhecimento reservado aos sábios do passado ou aos cientistas do presente. Ele é seu, sempre foi. Mas compreender as emanações exige coragem. Coragem para olhar além do óbvio, para questionar o que lhe foi ensinado como verdade incontestável, para reconhecer a vasta rede de energia que sustenta sua vida e tudo ao seu redor.

Imagine — não, saiba — que você é uma peça fundamental nesse equilíbrio. Suas emoções, suas intenções, seus pensamentos ressoam no universo como ondas em um lago. Este livro é um convite para dominar esse poder, para perceber que o que você emite retorna a você, transformado, moldado pelas forças invisíveis que aqui se desvendam.

As emanações não são meramente teóricas; elas são práticas, transformadoras. Compreendê-las é aprender a harmonizar sua vida com as correntes invisíveis que permeiam cada momento, cada encontro, cada escolha. É navegar o oceano da existência com a confiança de quem conhece as marés.

E agora, com estas palavras, o caminho está aberto. O que você está prestes a descobrir não será apenas lido, mas sentido, internalizado. Permita-se a experiência. Porque este livro, esta obra, não é sobre o universo lá fora. Ele é sobre o universo dentro de você.

Capítulo 1
O Mistério das Emanações

Tudo no universo surge de uma fonte primordial que irradia energia, formando a base de toda a existência. As emanações não são um conceito abstrato; são a essência que estrutura a realidade, conectando o visível e o invisível. Sua presença é evidente em cada elemento da natureza, em cada interação humana, em cada pensamento que molda o mundo.

Desde tempos imemoriais, diferentes tradições espirituais e filosóficas reconheceram o poder das emanações. Na cabala, são as Sefirot, canais de energia divina que estruturam a criação. Nas filosofias orientais, manifestam-se como prana, chi ou ki, energias vitais que fluem pelo corpo e pelo cosmos. Na ciência moderna, podemos reconhecê-las no campo unificado da física quântica, que demonstra que tudo está interligado por uma matriz energética invisível. As emanações transcendem culturas e paradigmas; elas não apenas criam a vida, mas direcionam suas manifestações.

As emanações são o tecido do universo. Cada ser, objeto ou evento é uma expressão de suas vibrações. Não há aleatoriedade em seu fluxo; tudo segue princípios ordenados, baseados em harmonia e equilíbrio. Elas não apenas moldam as forças naturais, como também influenciam profundamente os estados emocionais, mentais e espirituais de todos os seres.

A fonte primordial das emanações é insondável, mas sua realidade é inquestionável. A energia que dela emana se espalha pelo cosmos, projetando-se em ondas que dão origem a tudo o que existe. Este fluxo contínuo é a base da vida, da matéria, do tempo e do espaço. Mesmo em sua diversidade infinita, cada fragmento da criação carrega a assinatura dessa fonte única, conectando o microcosmo ao macrocosmo.

O papel das emanações não se limita a manter a vida. Elas guiam, influenciam e moldam ações, pensamentos e percepções. Cada escolha que fazemos, cada emoção que sentimos, cada ideia que concebemos está imersa em um campo de energia que responde às emanações. Essas forças não são passivas; elas interagem constantemente com nossa intenção, moldando o que atraímos e criamos em nossas vidas.

A compreensão das emanações é essencial para desvendar os mistérios da existência. Ignorá-las é como tentar navegar um oceano sem reconhecer a força das correntes. Elas não apenas explicam o movimento natural do mundo, mas também revelam como tudo está interligado, como cada ação reverbera através de uma teia energética invisível.

Ao longo da história, sábios de todas as culturas dedicaram suas vidas ao estudo das emanações. Nas civilizações antigas, esse conhecimento era sagrado, transmitido por meio de mitos, rituais e práticas espirituais. Os sacerdotes egípcios viam o cosmos como um organismo vivo, sustentado por forças divinas que fluem incessantemente. No hinduísmo, o conceito de Brahman descreve uma realidade suprema de onde tudo emana e para onde tudo retorna. Na filosofia neoplatônica, Plotino argumentava que o universo é uma hierarquia de emanações, descendo do Uno — a fonte pura de toda a existência — até os níveis mais densos da matéria.

Apesar dessas interpretações aparentemente diferentes, o núcleo de todas elas é o mesmo: uma força unificadora que permeia tudo. A ciência moderna, ao explorar os mistérios da energia e da matéria, apenas reforça essa verdade milenar. As emanações são o fundamento da existência, e compreendê-las é fundamental para compreender o nosso lugar no cosmos.

Embora as emanações sejam universais, elas se manifestam de maneira única em cada ser. Em humanos, por exemplo, suas expressões podem ser percebidas nos campos sutis de energia que rodeiam o corpo, muitas vezes descritos como a aura. Emoções, pensamentos e intenções vibram em harmonia ou dissonância com essas emanações, influenciando diretamente a qualidade de nossa experiência de vida. Quando estamos alinhados com o fluxo natural das emanações, sentimos paz, clareza e propósito. Quando estamos desalinhados, somos consumidos por confusão, desequilíbrio e estagnação.

As emanações também desempenham um papel crucial na dinâmica dos relacionamentos. Cada interação entre pessoas é, na verdade, uma troca de energia, um encontro de vibrações moldadas pelas emanações. O que chamamos de "química" entre duas pessoas é a ressonância ou dissonância entre essas forças. Quando entendemos esse princípio, nos tornamos mais conscientes de como nossas próprias energias contribuem para os padrões relacionais em nossas vidas.

Além de sua influência nos níveis individuais, as emanações também moldam estruturas maiores, como comunidades, nações e até o planeta como um todo. Eventos globais, sejam eles naturais ou provocados pelo homem, são manifestações de interações complexas de emanações coletivas. Catástrofes e períodos de harmonia global não são meras coincidências; eles refletem a dança energética que ocorre constantemente entre os habitantes do planeta e as forças cósmicas que os envolvem.

Para interagir conscientemente com as emanações, é preciso primeiro reconhecê-las. Esta percepção não exige fé cega, mas sim uma sensibilidade aguçada. Momentos de silêncio, contemplação e conexão com a natureza revelam sua presença de forma tangível. Ao observar uma folha sendo levada pelo vento ou as ondas quebrando ritmicamente na costa, sentimos a pulsação das emanações. Essas experiências nos lembram que somos parte de algo maior, uma sinfonia cósmica que nos envolve e nos nutre.

A prática é fundamental para alinhar-se às emanações. Não se trata apenas de conceitos filosóficos, mas de experiências práticas que transformam a maneira como vivemos. Exercícios como a meditação, o cultivo da gratidão e a atenção plena são portas de entrada para sintonizar-se com essas forças. Cada vez que nos conectamos conscientemente às emanações, aprofundamos nossa compreensão do universo e de nós mesmos.

Desvendar o mistério das emanações é mais do que um objetivo intelectual. É um chamado para uma forma mais elevada de ser. Reconhecer seu poder e influência nos capacita a viver com maior propósito, harmonia e autenticidade. Elas não são apenas o pano de fundo de nossa existência; são o próprio tecido que nos constitui e nos conecta ao Todo.

Capítulo 2
O Fluxo Primordial

Tudo o que existe no universo é originado de um fluxo contínuo de energia, uma emanação que pulsa ininterruptamente desde uma fonte primordial. Essa fonte, que muitos chamam de origem divina ou matriz cósmica, é a geradora de tudo: a matéria, os pensamentos, os sentimentos, e até mesmo o tempo e o espaço. Não há nada que escape ao alcance dessa energia fundamental.

Esse fluxo primordial não é aleatório. Ele segue padrões precisos, um equilíbrio natural que governa a criação, a transformação e a dissolução de tudo o que é. Cada galáxia que dança no vazio do cosmos, cada molécula que vibra silenciosamente, cada vida que se desenrola neste vasto palco universal, está imersa nesse fluxo. Sua essência não pode ser fragmentada; ela permeia o micro e o macrocosmo, conectando todas as coisas em uma rede indissolúvel.

As tradições espirituais e filosóficas reconheceram, ao longo da história, a existência e a importância desse fluxo primordial. No entanto, cada uma o interpreta de forma única, de acordo com sua cultura e visão de mundo. No hinduísmo, ele é representado por Brahman, a força unificada que sustenta toda a existência. Para os taoístas, é o Tao, o caminho eterno que não pode ser nomeado, mas que guia tudo. Já no neoplatonismo, ele é o Uno, a origem de todas as emanações que estruturam a realidade.

A ciência moderna, por sua vez, começa a explorar esse mistério por meio de teorias como o campo unificado na física quântica e o Big Bang na cosmologia. Embora diferentes em abordagem, essas perspectivas frequentemente apontam para a mesma conclusão essencial: há uma fonte unificadora, uma energia fundamental que precede e sustenta tudo.

O Big Bang, por exemplo, é frequentemente descrito como o instante em que o universo, em sua vastidão inimaginável, começou a se expandir a partir de um único ponto de densidade infinita. Antes disso, não havia tempo, espaço ou matéria, mas apenas uma singularidade. Esse evento não foi apenas uma explosão de matéria física, mas também de energia. Uma energia que continua a se propagar em ondas, criando e sustentando tudo o que existe.

Sob a perspectiva espiritual, essa narrativa científica encontra eco em antigas descrições da criação. Muitos textos sagrados falam de um momento em que a luz ou a palavra deram origem ao mundo. No Gênesis bíblico, "haja luz" não é apenas um comando, mas a emanação inicial de energia que moldou o cosmos. Da mesma forma, os Upanishads hindus falam do som primordial, o Om, como a vibração que gerou o universo.

Essas perspectivas, embora aparentemente divergentes, convergem em um ponto crucial: o fluxo primordial não é apenas um evento do passado, mas uma força ativa que continua a moldar o presente. Ele não está confinado ao momento da criação; é o pulso vital que sustenta cada segundo que se desdobra.

Dentro desse fluxo, há uma harmonia profunda. Apesar das aparências de caos e aleatoriedade na vida cotidiana, cada emanação segue leis universais de equilíbrio e reciprocidade. É a dança cósmica do yin e do yang, da expansão e contração, da criação e destruição. Mesmo os ciclos de vida e morte, que à primeira vista parecem opostos, são apenas diferentes expressões do mesmo fluxo contínuo.

A percepção desse fluxo é acessível a todos os seres, mas exige sensibilidade e atenção. Ele se manifesta de formas sutis, como o ritmo das ondas do mar, o vento que sussurra entre as árvores ou o bater do coração. Cada um desses movimentos é um lembrete tangível do fluxo primordial. Ele não está distante; está ao nosso redor e dentro de nós, moldando cada aspecto de nossa existência.

Os antigos, conscientes da importância desse fluxo, desenvolveram práticas e rituais para sintonizar-se com ele. Nas tradições indígenas, por exemplo, danças sagradas e cânticos eram usados para conectar-se ao ritmo do universo. Na meditação oriental, a respiração consciente é uma forma de alinhar-se ao fluxo interno e externo. Em cerimônias cristãs, o ato de rezar muitas vezes busca harmonizar o indivíduo com a vontade divina, que é, em essência, uma expressão do fluxo primordial.

O corpo humano, assim como o cosmos, é uma expressão desse fluxo. A circulação do sangue, o movimento dos pulmões e os impulsos elétricos do cérebro são reflexos microcósmicos de uma energia maior. Quando nos tornamos conscientes desse movimento interno, percebemos que não estamos separados do universo, mas somos uma extensão dele. Cada pensamento e ação ressoa no fluxo, contribuindo para o equilíbrio ou o desequilíbrio da totalidade.

Essa conexão íntima entre o fluxo primordial e os seres humanos implica responsabilidade. Não somos apenas receptores passivos das emanações; somos também cocriadores. Nossas escolhas, intenções e ações têm o poder de influenciar o curso do fluxo, tanto em nossas vidas quanto no ambiente ao nosso redor. A harmonia ou a desarmonia que experimentamos é, em grande parte, um reflexo de como interagimos com essa energia universal.

Há momentos em que o fluxo parece interrompido, como se estivéssemos desconectados de sua força vital. Esses períodos de estagnação, frequentemente marcados por apatia, confusão ou sofrimento, não são uma falha do fluxo, mas uma indicação de que perdemos a sintonia com ele. A reconexão é possível, e o primeiro passo é reconhecer sua presença contínua, mesmo quando ela parece ausente.

A reconexão com o fluxo primordial não é um privilégio reservado a místicos ou estudiosos. Ela está ao alcance de todos que buscam compreender e viver em harmonia com as emanações. O simples ato de observar o nascer do sol, sentir a terra sob os pés ou respirar profundamente pode restaurar essa ligação. A natureza, em toda a sua simplicidade e majestade, é uma expressão direta do fluxo primordial, um espelho que reflete a beleza e a ordem das emanações.

Quando compreendemos o fluxo primordial, percebemos que não somos meros indivíduos isolados lutando por sobrevivência. Somos partes integradas de um todo maior, participantes ativos de uma sinfonia cósmica. Cada pensamento, cada emoção, cada ação é uma nota nessa melodia universal, contribuindo para a harmonia ou a dissonância do conjunto.

O entendimento do fluxo primordial transforma nossa visão de mundo. Ele nos ensina que a vida não é uma sequência de eventos aleatórios, mas uma manifestação ordenada de energia. Essa percepção não apenas amplia nossa compreensão do universo, mas também nos dá um senso de propósito e conexão. O fluxo primordial não é apenas o fundamento da existência; é a essência de quem somos.

Reconhecer e alinhar-se com esse fluxo é a chave para uma vida plena e equilibrada. Ele nos guia, nos sustenta e nos transforma. Não há separação entre nós e o fluxo; somos sua expressão viva, seu reflexo no espelho do tempo e do espaço.

Capítulo 3
A Interconexão Essencial

No âmago de tudo o que existe, uma força silenciosa conecta todos os aspectos da criação. Seres humanos, animais, plantas, minerais, até mesmo as estruturas inanimadas que compõem o universo, estão interligados por emanações que transcendem o visível. Essa rede de energia é tão intrínseca que opera independentemente de nossa percepção, sustentando a ordem do cosmos e nossas próprias vidas.

A interconexão essencial não é uma teoria ou hipótese; é a base sobre a qual toda a existência repousa. Cada átomo vibra em harmonia com outros, formando padrões maiores que se manifestam na natureza, nas relações e nos pensamentos. Um movimento em qualquer parte dessa rede reverbera em todas as direções, como uma pedra que toca a superfície de um lago e gera ondas infinitas.

A ciência moderna corrobora esse entendimento com descobertas que remontam ao entrelaçamento quântico. Nesse fenômeno, partículas separadas por vastas distâncias permanecem conectadas de maneira inexplicável, reagindo instantaneamente às mudanças umas das outras. Esse princípio não se limita ao mundo subatômico; ele se estende à complexidade da vida, ilustrando como todas as coisas estão entrelaçadas em uma dança de energia.

Essa rede de emanações não é apenas física, mas também espiritual e emocional. Quando uma árvore cresce, suas raízes interagem com o solo, extraindo nutrientes que foram gerados por milhões de anos de decomposição e renovação. Suas folhas, em troca, liberam oxigênio, que sustenta a vida de incontáveis seres.

Esse ciclo não é um simples processo químico; é a expressão viva de uma interconexão que transcende a matéria.

Os seres humanos, por sua vez, são profundamente influenciados por essa teia de conexões. Cada pensamento que emitimos, cada palavra que pronunciamos e cada ação que realizamos gera ondas de energia que afetam o ambiente ao nosso redor. Essas vibrações não desaparecem; elas se entrelaçam com as energias de outras pessoas e do mundo natural, criando padrões que moldam nossa realidade coletiva.

A interconexão essencial pode ser sentida em momentos de profunda introspecção ou conexão com a natureza. Quando caminhamos por uma floresta, percebemos que não estamos isolados, mas sim parte de um todo maior. O canto dos pássaros, o som do vento nas folhas, o cheiro úmido do solo — todos esses elementos falam da unidade subjacente que une todos os seres vivos.

Essa mesma conexão é evidente nas relações humanas. Quando duas pessoas interagem, seja de forma harmoniosa ou conflituosa, suas energias entram em ressonância. A empatia, por exemplo, é um reflexo direto dessa conexão. Sentir a dor ou a alegria de outro ser é mais do que uma habilidade psicológica; é a manifestação de um elo energético que nos une.

As emanações que conectam todas as coisas também estão presentes em eventos de escala global. Fenômenos como mudanças climáticas, crises econômicas e movimentos sociais não são meras coincidências; são expressões da interação entre forças coletivas. O mundo reflete a soma das energias emitidas por seus habitantes. Quando nos desconectamos dessa rede, criamos desequilíbrios que se manifestam em forma de caos e destruição.

A chave para entender e harmonizar-se com a interconexão essencial está na consciência. Reconhecer que cada pensamento e ação tem impacto na teia universal nos torna mais responsáveis por nossas escolhas. Práticas como meditação, respiração consciente e observação da natureza são ferramentas poderosas para fortalecer essa percepção.

Na prática, essa conexão pode ser experimentada em momentos simples e cotidianos. Ao compartilhar uma refeição com alguém, há uma troca de energia que vai além do alimento. Ao cuidar de uma planta, estamos nutrindo não apenas sua vida, mas também a nossa, em um ciclo de reciprocidade. Até mesmo o ato de agradecer silenciosamente cria uma vibração que se propaga pela rede energética.

A interconexão essencial é também um convite à cura. Quando entendemos que nossas ações afetam o todo, podemos escolher conscientemente contribuir com vibrações positivas. O perdão, por exemplo, é uma forma poderosa de liberar energias estagnadas, tanto para nós mesmos quanto para os outros. A compaixão e o amor incondicional são expressões supremas dessa conexão, capazes de transformar não apenas indivíduos, mas também comunidades inteiras.

No mundo natural, a interconexão é visível em exemplos que transcendem o senso comum. Os corais, por exemplo, formam ecossistemas vibrantes que sustentam milhares de espécies, mas são também extremamente sensíveis a mudanças ambientais. Uma simples variação na temperatura da água pode destruir um recife, afetando todas as formas de vida que dele dependem. Esse exemplo demonstra como tudo está intrinsecamente ligado, desde o mais ínfimo organismo até as vastas forças planetárias.

Na vida humana, a rede de emanações manifesta-se como um campo de oportunidades para crescimento e transformação. Cada interação é uma chance de reforçar a harmonia ou criar dissonância. Escolher agir com bondade e autenticidade ressoa positivamente na teia universal, criando ondas de energia que retornam para nós de maneiras inesperadas.

Essa interconexão também revela a ilusão da separação. Embora nossas percepções sensoriais nos façam acreditar que somos indivíduos isolados, a verdade é que estamos profundamente entrelaçados. O sofrimento de um indivíduo ou grupo eventualmente afeta o todo, assim como a alegria e o bem-estar. Essa compreensão é a base para a prática de virtudes como a solidariedade e a generosidade.

A rede que nos une não é estática; ela está em constante movimento, pulsando com a energia das emanações. Cada evento, pensamento ou emoção adiciona uma nova camada a essa teia vibrante. O desafio é aprender a navegar por ela com intenção e clareza, aproveitando sua força para criar harmonia em nossas vidas e no mundo.

As tradições espirituais frequentemente representam essa conexão por meio de símbolos poderosos. A árvore da vida, presente em diversas culturas, é um dos mais conhecidos. Suas raízes profundas e galhos expansivos ilustram como tudo está ligado, da terra ao céu, do individual ao universal. Outros símbolos, como a espiral e o círculo, também refletem a continuidade e a interdependência das emanações.

Viver em sintonia com a interconexão essencial é mais do que uma escolha pessoal; é um ato de alinhamento com a própria essência do universo. Não há caminho separado da teia das emanações, pois somos parte dela em cada respiração, em cada batida do coração. Reconhecer essa verdade é o primeiro passo para uma vida mais plena e significativa.

A interconexão não é algo que precisamos alcançar, porque já estamos imersos nela. O que precisamos é despertar para sua presença constante e aprender a nos harmonizar com seu fluxo. Ao fazer isso, encontramos não apenas equilíbrio interno, mas também uma profunda sensação de unidade com tudo o que é.

Capítulo 4
Vibrações e Frequências

As emanações que moldam a realidade não são uniformes. Elas operam em níveis variados de vibração e frequência, criando uma sinfonia energética que permeia tudo. Cada aspecto do universo, desde os corpos celestes até o mais sutil pensamento humano, emana uma frequência única que contribui para o equilíbrio ou a dissonância do todo.

As vibrações são a linguagem oculta do universo. Quando algo vibra em uma frequência elevada, manifesta harmonia, luz e expansão. Em contrapartida, frequências mais densas carregam consigo energia de retração, sombra e resistência. Essa dualidade não representa conflito, mas um equilíbrio necessário para a manutenção da criação.

No mundo natural, o conceito de vibração é evidente. A luz, por exemplo, é composta de ondas que vibram em diferentes frequências. O espectro visível aos olhos humanos é apenas uma pequena fração de toda a gama vibracional que existe. Da mesma forma, os sons que ouvimos são o resultado de ondas vibracionais que ressoam dentro de determinados limites de percepção. Mas além do que podemos ver e ouvir, existe uma vasta rede de frequências que opera nos planos sutis, influenciando nossas emoções, pensamentos e ações.

Os estados emocionais humanos são intrinsecamente ligados a essas frequências. Sentimentos como amor, compaixão e alegria vibram em níveis mais elevados, criando uma ressonância que atrai experiências positivas e expande o campo energético. Por outro lado, emoções como medo, ódio e tristeza operam em frequências mais densas, comprimindo o fluxo energético e gerando bloqueios. Esses estados não são permanentes, mas refletem a interação entre nossa energia interna e as emanações que nos cercam.

As tradições espirituais frequentemente abordam essa relação entre vibrações e estados emocionais. No hinduísmo, os mantras são usados para elevar as frequências individuais, alinhando a energia pessoal com forças superiores. O som primordial "Om", considerado a vibração do universo, é uma ferramenta poderosa para harmonizar o corpo, a mente e o espírito com o fluxo cósmico. Da mesma forma, práticas como o canto gregoriano no cristianismo e os cânticos sufis no Islã são expressões sonoras que buscam elevar a frequência de quem participa.

No nível físico, o corpo humano é um reflexo perfeito dessas vibrações. Cada célula, cada órgão, possui sua própria frequência natural. Quando estamos saudáveis, essas frequências estão em harmonia, como instrumentos bem afinados em uma orquestra. No entanto, fatores como estresse, alimentação inadequada ou pensamentos negativos podem desalinhar essas vibrações, criando dissonância que eventualmente se manifesta como doença ou mal-estar.

A ciência moderna começa a explorar esse fenômeno com maior profundidade. Estudos em bioenergia e medicina vibracional sugerem que o ajuste de frequências pode influenciar diretamente a saúde e o bem-estar. Terapias baseadas em som, como o uso de tigelas tibetanas e frequências binaurais, demonstram a capacidade de restaurar o equilíbrio energético por meio de vibrações ressonantes.

A natureza, com sua sabedoria infinita, oferece um exemplo claro de como as vibrações podem influenciar a vida. O canto dos pássaros ao amanhecer não é apenas uma melodia agradável, mas uma frequência que revitaliza o ambiente e os seres que nele habitam. O som das ondas do mar tem o poder de acalmar a mente e alinhar as emoções, pois opera em uma frequência que ressoa profundamente com o campo energético humano. Esses fenômenos não são meras coincidências; são manifestações diretas da interação vibracional entre as emanações do cosmos e os seres vivos.

O alinhamento com vibrações elevadas não é uma tarefa reservada aos místicos ou especialistas. Ele pode ser cultivado por qualquer pessoa disposta a integrar práticas simples e eficazes no cotidiano. Meditação é uma dessas ferramentas. Ao silenciar a mente e direcionar a atenção para o presente, as frequências internas se alinham com o fluxo universal, permitindo que o corpo e a alma entrem em ressonância com as emanações mais elevadas.

Outro método poderoso é a respiração consciente. Cada inspiração e expiração é uma oportunidade de ajustar o campo vibracional interno. Práticas como o pranayama, no yoga, ensinam técnicas de respiração que ampliam a capacidade de absorver energia vital e purificar frequências densas que possam estar bloqueando o fluxo energético.

A alimentação também desempenha um papel crucial nas vibrações individuais. Alimentos naturais, frescos e não processados possuem uma frequência mais elevada, enquanto produtos industrializados e químicos densificam o campo energético. Essa conexão entre o que ingerimos e a qualidade de nossas vibrações demonstra que a harmonia com o fluxo universal começa nas escolhas diárias.

Além disso, a exposição à natureza é uma forma direta de elevar a vibração. Tocar o solo com os pés descalços, sentir o calor do sol na pele ou simplesmente observar a beleza de uma paisagem natural restabelece a ligação com as frequências da Terra. Essa prática, conhecida como grounding, é essencial para reconectar-se às emanações que sustentam a vida.

As vibrações e frequências não são apenas forças externas que nos afetam; elas também emanam de dentro de nós, influenciando tudo ao nosso redor. Quando uma pessoa entra em um ambiente carregado de energia densa, sua própria vibração pode ser um catalisador para dissipar essa densidade. Da mesma forma, um indivíduo em desequilíbrio pode absorver as frequências negativas de um lugar ou grupo, perpetuando ciclos de desarmonia.

A consciência dessas dinâmicas permite que tomemos o controle de nossas vibrações, escolhendo deliberadamente elevar nossas frequências e harmonizar nosso campo energético. Atos simples, como praticar a gratidão ou expressar amor, geram ondas de energia que reverberam positivamente na rede universal. Essas ações não apenas transformam o indivíduo, mas também têm o poder de influenciar positivamente aqueles ao seu redor.

O impacto das vibrações pode ser percebido até mesmo em objetos aparentemente inanimados. Espaços físicos, como casas ou locais de trabalho, absorvem e refletem as frequências geradas por seus ocupantes. Manter esses ambientes limpos e organizados é uma forma de garantir que as emanações ali presentes contribuam para o bem-estar e a harmonia.

As vibrações e frequências são a força motriz por trás das manifestações na vida. Elas determinam não apenas como percebemos o mundo, mas também o que atraímos para nossa experiência. Alinhar-se a frequências elevadas não é apenas um desejo, mas uma necessidade para viver em sintonia com as emanações que sustentam o universo.

Reconhecer e trabalhar com essas vibrações é um caminho direto para a transformação pessoal e coletiva. Cada escolha que fazemos, cada pensamento que cultivamos, cada emoção que nutrimos, é uma expressão da frequência em que vibramos. Ao nos alinharmos com as frequências mais altas, tornamo-nos agentes de luz e harmonia em um mundo que clama por equilíbrio.

As emanações vibram incessantemente, convidando-nos a dançar com sua energia. Este convite não pode ser recusado, pois ele é a própria essência de nossa existência. É um lembrete constante de que somos parte de algo maior, uma sinfonia de vibrações que nunca cessa e que nos guia em direção à plenitude.

Capítulo 5
A Dualidade das Emanações

As emanações que sustentam o universo são um fluxo incessante de energia, mas esse fluxo não se manifesta de maneira unívoca. Ele se revela em polaridades complementares que permeiam todas as dimensões da existência. Luz e sombra, expansão e retração, positivo e negativo — essas forças não competem, mas dançam em um equilíbrio primordial, sustentando a harmonia universal.

A dualidade das emanações é um princípio fundamental da realidade. Ela não representa conflito ou oposição, mas integração. Assim como o dia e a noite se sucedem para moldar o ciclo do tempo, essas polaridades operam juntas, cada uma necessária para a existência da outra. Sem a sombra, a luz não seria visível; sem o repouso, o movimento não seria possível.

O yin e o yang, símbolo amplamente reconhecido, expressam essa verdade universal. O preto e o branco não apenas coexistem, mas contêm em si o germe do outro, sugerindo que cada polaridade é essencial para a totalidade. As emanações seguem esse mesmo padrão. Elas se expandem e se retraem, constroem e dissolvem, moldando a criação em um ciclo contínuo de transformação.

A presença dessas polaridades é evidente em todos os aspectos da vida. No nível emocional, por exemplo, sentimentos de alegria e tristeza se alternam como marés, ensinando que cada experiência, por mais oposta que pareça, é parte de um todo maior. No campo físico, o movimento dos corpos celestes — planetas orbitando estrelas, galáxias se expandindo e contraindo — é uma manifestação direta dessa dualidade.

A dualidade também se reflete em nossa experiência interna. O ser humano carrega dentro de si forças aparentemente opostas: razão e intuição, ação e contemplação, coragem e medo. Essa complexidade não é um erro, mas um reflexo da estrutura energética do universo. O equilíbrio dessas forças internas é essencial para uma vida plena e alinhada com o fluxo das emanações.

As tradições espirituais reconhecem a dualidade das emanações como um princípio criador. No hinduísmo, Shiva e Shakti representam a união das forças masculina e feminina, energia estática e dinâmica, que juntas originam o cosmos. Na cabala, as esferas da Árvore da Vida equilibram aspectos opostos, como misericórdia e severidade, para sustentar a criação. Essas tradições apontam para a mesma verdade: as emanações são dinâmicas e interdependentes, e a dualidade é sua essência.

Na natureza, o equilíbrio das emanações pode ser observado com clareza. O ciclo das estações, por exemplo, é uma dança entre extremos: o calor do verão e o frio do inverno, a vida florescente da primavera e a dormência do outono. Esses contrastes, longe de serem conflitantes, são partes indispensáveis do processo de renovação. Cada fase prepara o terreno para a próxima, demonstrando que a dualidade é, na verdade, uma expressão de continuidade.

Entender a dualidade das emanações exige que abandonemos a visão simplista de que o positivo é bom e o negativo é ruim. Ambas as polaridades têm seu propósito e valor. A luz ilumina o caminho, mas é na escuridão que encontramos descanso e introspecção. O movimento cria mudança, mas é na quietude que assimilamos e compreendemos. Assim, as emanações nos convidam a abraçar ambos os aspectos, reconhecendo que cada um é necessário para o equilíbrio.

No nível prático, a dualidade das emanações pode ser explorada por meio da observação de nossos próprios padrões energéticos. Quando estamos em expansão, sentimos inspiração, criatividade e desejo de agir. Esses momentos são importantes para avançar e manifestar nossas intenções. Por outro lado, quando estamos em retração, experimentamos introspecção, cansaço e necessidade de recolhimento. Esses períodos são igualmente essenciais, pois nos permitem recarregar e redirecionar nossas energias.

Ignorar uma dessas polaridades leva ao desequilíbrio. Forçar-se a estar constantemente em expansão resulta em esgotamento, enquanto permanecer demasiadamente na retração pode levar à estagnação. O segredo está em reconhecer os ciclos naturais das emanações e aprender a fluir com eles, permitindo que cada polaridade se manifeste no momento apropriado.

As práticas espirituais oferecem ferramentas valiosas para harmonizar essas forças opostas. A meditação, por exemplo, cria um espaço onde luz e sombra podem ser observadas sem julgamento, promovendo equilíbrio interno. Técnicas de respiração, como a alternância entre narinas (Nadi Shodhana), ajudam a equilibrar os fluxos energéticos do corpo, representados pelas correntes sutis do ida e do pingala na tradição yogue.

A dualidade das emanações também se manifesta em nossos relacionamentos. Em cada interação, há uma troca constante de energia entre duas polaridades. Relações harmoniosas são aquelas em que essas forças se complementam, criando um campo de equilíbrio. Quando há dissonância, é um sinal de que uma das polaridades está sendo reprimida ou supervalorizada. Reconhecer esse princípio pode transformar a maneira como nos relacionamos, permitindo que cultivemos conexões mais saudáveis e equilibradas.

Além do nível pessoal, a dualidade das emanações também molda eventos globais. Conflitos e crises, por mais desafiadores que sejam, desempenham um papel na evolução coletiva, forçando a humanidade a enfrentar suas sombras e buscar a luz. Esses ciclos de tensão e resolução refletem o movimento das emanações, que sempre buscam restaurar o equilíbrio, mesmo em meio ao caos aparente.

A aceitação da dualidade é um ato de coragem e sabedoria. Ela exige que abandonemos a ideia de perfeição como ausência de erros ou dificuldades e reconheçamos que o equilíbrio é alcançado por meio da integração de todos os aspectos da existência. Isso inclui aceitar nossas próprias sombras, compreendendo que elas não são inimigas, mas professores que nos mostram o caminho para a luz.

A prática de integrar a dualidade das emanações pode começar com pequenos gestos. Reservar momentos para introspecção após períodos intensos de atividade, por exemplo, é uma forma de honrar a retração. Da mesma forma, cultivar a gratidão por desafios superados nos ajuda a ver a beleza na aparente oposição das forças da vida.

À medida que aprofundamos nossa compreensão da dualidade, percebemos que ela é uma chave para a harmonia universal. As emanações não se dividem entre bem e mal, certo e errado, mas fluem em ciclos que sustentam a existência. Quando aprendemos a navegar por esses ciclos com consciência e aceitação, nos alinhamos com o fluxo natural do universo.

As polaridades que percebemos no mundo externo são um reflexo das forças que operam dentro de nós. Luz e sombra, positivo e negativo, masculino e feminino — todas essas dualidades são partes de um mesmo todo. Integrá-las é reconhecer nossa própria completude e o papel essencial que desempenhamos na grande teia das emanações.

A dualidade das emanações é um lembrete poderoso de que a harmonia não é a ausência de contraste, mas a coexistência equilibrada de opostos. É ela que nos ensina a abraçar a totalidade da existência, a encontrar beleza tanto na luz quanto na sombra, e a viver em sintonia com o ritmo do cosmos.

Capítulo 6
As Sete Camadas Energéticas

O universo, em sua complexidade infinita, manifesta-se por meio de emanações que se desdobram em níveis distintos, como véus sobrepostos que ocultam e revelam, simultaneamente, os mistérios da criação. Essas camadas energéticas formam uma estrutura universal, refletida em todos os aspectos da existência, do microcosmo do ser humano ao macrocosmo das galáxias. Elas são as dimensões sutis das emanações, cada uma correspondendo a um estado de consciência, um plano vibracional e uma expressão energética.

Essas camadas não são meras abstrações filosóficas; elas são forças tangíveis que influenciam diretamente a experiência da vida. Ao compreender e interagir com essas sete camadas, é possível alinhar-se com o fluxo universal, equilibrar energias pessoais e acessar níveis mais profundos de percepção e realização.

A primeira camada energética é a mais densa, conectada ao plano físico. Ela se relaciona com a sobrevivência, o corpo material e as necessidades básicas. No corpo humano, essa camada reflete-se na energia que sustenta os processos biológicos e físicos. Ela é o alicerce de todas as outras camadas, pois é a base sobre a qual as emanações mais sutis se manifestam. Sem equilíbrio nesse nível, as camadas superiores ficam desestabilizadas, como uma árvore cujas raízes estão enfraquecidas.

A segunda camada representa o campo emocional. É nela que as emanações começam a interagir com os sentimentos, moldando as experiências que transcendem o físico. Essa camada é fluida, como a água, e está intimamente ligada à criatividade, à sexualidade e às conexões interpessoais. Sua energia vibra em resposta às emoções, tanto positivas quanto negativas, criando um campo que influencia diretamente a percepção e as relações humanas.

A terceira camada é a do poder pessoal. Aqui, as emanações se manifestam como força de vontade, autoconfiança e identidade. É o centro energético onde se processam escolhas, desejos e ações. Quando equilibrada, essa camada permite que a pessoa exerça sua individualidade de forma harmoniosa, sem impor sua energia ao outro, mas também sem ceder à imposição externa.

A quarta camada é o núcleo do amor e da compaixão. Está associada ao coração, não apenas como órgão físico, mas como centro vibracional. É por meio dessa camada que as emanações conectam o individual ao universal, permitindo que o amor se manifeste como uma força transformadora. Quando essa camada está ativa, ela transcende as fronteiras do ego, promovendo uma conexão profunda com todos os seres e com o fluxo universal.

A quinta camada é a da comunicação e da expressão. Ligada ao plano mental superior, essa camada reflete a capacidade de transmitir pensamentos, emoções e intuições de forma clara e autêntica. Ela é o ponto de interseção entre as emanações interiores e o mundo exterior, funcionando como uma ponte entre o invisível e o tangível.

A sexta camada está associada à intuição e à visão superior. É nela que as emanações se manifestam como insights, revelações e compreensão profunda. Essa camada transcende a lógica linear, acessando padrões energéticos e verdades que não podem ser captadas pelos sentidos físicos. Quando ativa, ela permite que o indivíduo veja além das aparências, conectando-se à essência do que é.

A sétima e última camada é a do plano espiritual, onde as emanações atingem seu grau mais elevado de sutileza. Aqui, o indivíduo se conecta à fonte primordial, ao Todo, percebendo-se como parte integral de uma unidade maior. Essa camada transcende a individualidade, dissolvendo fronteiras e promovendo a fusão com a energia universal.

Essas sete camadas energéticas não são compartimentos separados; elas interagem constantemente, influenciando e sendo influenciadas umas pelas outras. Assim como as cores de um arco-íris emergem da luz branca, essas camadas são expressões de uma única energia que se desdobra em diferentes níveis de vibração.

Essa estrutura é amplamente reconhecida em diversas tradições espirituais e filosóficas. No sistema dos chakras indianos, cada centro energético do corpo está associado a uma dessas camadas. Na cabala, as esferas da Árvore da Vida refletem estados de consciência que correspondem a esses níveis. Na metafísica ocidental, os corpos sutis — físico, etéreo, astral, mental e espiritual — espelham essa mesma organização.

Interagir conscientemente com essas camadas exige práticas que alinhem corpo, mente e espírito. A meditação é uma ferramenta poderosa para explorar cada uma dessas dimensões. Sentar-se em silêncio e direcionar a atenção para diferentes centros do corpo permite que a energia flua livremente entre as camadas, promovendo equilíbrio e harmonia.

Outra prática eficaz é o uso de visualizações. Imaginar uma luz subindo gradualmente pela coluna, passando por cada camada, pode ajudar a desbloquear energias estagnadas e ativar potenciais adormecidos. Essa técnica, conhecida como meditação de elevação energética, é amplamente usada em tradições como o yoga e o tantra.

O ambiente também desempenha um papel crucial no equilíbrio dessas camadas. Espaços harmoniosos, organizados e energeticamente limpos facilitam o alinhamento com as emanações. Cristais, incensos e sons específicos, como mantras ou frequências binaurais, podem amplificar essa sintonia, criando uma atmosfera propícia para o trabalho energético.

No cotidiano, as sete camadas energéticas influenciam nossas decisões, relacionamentos e percepção do mundo. Quando uma dessas camadas está em desequilíbrio, sentimos os efeitos em todas as áreas da vida. Por exemplo, uma desarmonia na camada emocional pode gerar instabilidade nos relacionamentos, enquanto um bloqueio na camada de poder pessoal pode levar à indecisão e à perda de propósito.

Reconhecer e trabalhar com essas camadas é um passo essencial para viver de forma alinhada com o fluxo universal. Não se trata de eliminar dificuldades ou evitar desafios, mas de aprender a navegar por eles com consciência e equilíbrio. Quando todas as camadas estão harmonizadas, a vida se torna uma expressão plena das emanações, permitindo que o indivíduo atue como um canal para a energia universal.

As sete camadas energéticas não são apenas um reflexo da estrutura do universo; elas são o próprio mapa de nossa jornada espiritual. Cada camada oferece lições e oportunidades de crescimento, guiando-nos em direção à compreensão mais profunda de quem somos e de nosso lugar no cosmos. Trabalhar com essas camadas é, portanto, um ato de autodescoberta e reconexão com a essência divina que permeia tudo.

Compreender e integrar essas camadas é um convite para transcender as limitações da matéria e explorar os reinos mais sutis das emanações. É um caminho que exige coragem, disciplina e entrega, mas que oferece, em troca, uma conexão profunda com o Todo. As sete camadas são mais do que uma teoria ou conceito; elas são a expressão viva da energia universal que pulsa em cada ser e em cada momento.

Capítulo 7
A Linguagem das Emanações

As emanações que fluem incessantemente pelo universo não são forças silenciosas. Elas se comunicam em uma linguagem própria, feita de sinais, símbolos e intuições. Essa linguagem, embora sutil e muitas vezes incompreendida, está constantemente presente, moldando as decisões, direcionando os caminhos e oferecendo insights profundos sobre a vida. Compreendê-la é abrir-se para um diálogo direto com o fluxo universal, uma conversa que transcende palavras e conecta o ser humano à essência de tudo o que é.

A linguagem das emanações não segue as convenções lineares ou racionais da comunicação verbal. Ela é transmitida por meio de vibrações e ressonâncias que alcançam o coração e a mente em níveis mais profundos. Um sentimento inexplicável, um sonho recorrente, uma sequência de eventos aparentemente aleatórios — todas essas manifestações carregam mensagens das emanações. Ignorá-las é perder a oportunidade de navegar a vida com mais clareza e propósito.

Os sinais são a forma mais comum pela qual as emanações se manifestam. Eles podem surgir em pequenos detalhes do cotidiano, como números repetidos, encontros inesperados ou palavras ouvidas em momentos-chave. Esses eventos, longe de serem coincidências, são pontos de contato entre o indivíduo e o campo energético universal. Cada sinal traz consigo um convite: parar, observar e refletir sobre sua mensagem.

Os números, em particular, têm um papel significativo na linguagem das emanações. A numerologia, presente em diversas tradições, revela como certos números carregam vibrações específicas que ressoam com aspectos distintos da vida. O número 1, por exemplo, simboliza novos começos e individualidade, enquanto o número 7 está associado à espiritualidade e introspecção. Quando certos números aparecem repetidamente, eles sinalizam que uma energia específica está ativa naquele momento.

Além dos sinais, os símbolos são outra forma poderosa de comunicação das emanações. Desde os primórdios da humanidade, símbolos como o círculo, a espiral e o triângulo têm sido usados para representar forças universais. Esses arquétipos visuais transcendem culturas e tempos, carregando significados que ressoam profundamente no inconsciente coletivo.

O círculo, por exemplo, é um símbolo de totalidade e infinito, representando a continuidade do fluxo das emanações. Já a espiral sugere movimento e evolução, um lembrete de que a jornada espiritual não é linear, mas sim uma expansão contínua em direção ao divino. O triângulo, com sua base sólida e ápice voltado para o alto, é frequentemente associado à ascensão espiritual e ao equilíbrio entre corpo, mente e espírito.

As intuições, por sua vez, são a forma mais pessoal e direta pela qual as emanações se comunicam. Elas surgem como percepções súbitas, muitas vezes sem uma explicação lógica, mas carregadas de uma certeza inquestionável. A intuição é o idioma do coração, um canal que permite acessar verdades que estão além do alcance da mente racional. Ouvir e confiar na intuição é alinhar-se com o fluxo das emanações, permitindo que elas guiem a vida com precisão e sabedoria.

Eventos sincronísticos são outra expressão fascinante dessa linguagem. Quando acontecimentos aparentemente desconexos se alinham de maneira significativa, eles revelam a interligação das emanações e sua influência sobre o curso dos eventos. A sincronicidade não é mero acaso; é uma prova tangível de que o universo está em constante diálogo conosco, respondendo às nossas intenções, pensamentos e ações.

Um exemplo clássico de sincronicidade é pensar em uma pessoa e receber sua ligação momentos depois, ou encontrar exatamente o recurso ou solução necessária quando mais se precisa. Esses momentos não são fortuitos, mas sim respostas diretas do campo energético às vibrações que emitimos. Quanto mais sintonizados estamos com as emanações, mais frequentes e significativas se tornam essas ocorrências.

As tradições espirituais oferecem métodos para decifrar essa linguagem sutil. No xamanismo, por exemplo, os sonhos são considerados portais para mensagens das emanações. Animais que aparecem repetidamente em sonhos ou na vida cotidiana são vistos como guias espirituais, cada um carregando um significado específico. A águia, por exemplo, simboliza visão e transcendência, enquanto o lobo representa instinto e conexão com a comunidade.

A meditação é outra prática eficaz para acessar e interpretar a linguagem das emanações. Quando a mente se aquieta, as mensagens que antes estavam obscurecidas pelo ruído mental tornam-se claras. Visualizações, mantras e respiração consciente são ferramentas que ajudam a abrir esse canal de comunicação, permitindo que o fluxo energético se revele em sua plenitude.

A leitura de oráculos, como o tarot, o I Ching ou as runas, é uma forma estruturada de decodificar as mensagens das emanações. Esses sistemas simbólicos não preveem o futuro, mas refletem o estado energético do momento presente, oferecendo orientação baseada nas vibrações predominantes. Eles são um espelho do diálogo contínuo entre o indivíduo e o universo.

No nível prático, é possível aprender a identificar e interpretar a linguagem das emanações por meio de uma observação atenta e reflexiva do cotidiano. Manter um diário de sinais e sincronicidades é uma maneira poderosa de desenvolver essa habilidade. Anotar eventos incomuns, padrões recorrentes e intuições permite perceber conexões que, de outra forma, poderiam passar despercebidas.

Ao desenvolver uma relação consciente com a linguagem das emanações, a vida deixa de ser vista como uma sequência aleatória de eventos e passa a ser compreendida como uma jornada profundamente conectada e orientada. Cada desafio se torna uma lição, cada encontro uma oportunidade, e cada momento um ponto de contato com o divino.

Essa linguagem também nos ensina sobre responsabilidade. As emanações não impõem, mas respondem às nossas escolhas e intenções. Quando cultivamos pensamentos e ações alinhados com frequências elevadas, atraímos sinais e sincronicidades que refletem essa harmonia. Por outro lado, vibrações densas geram respostas que nos desafiam a reequilibrar nossa energia.

Compreender a linguagem das emanações é, em última análise, um retorno à nossa natureza essencial. É lembrar que somos partes de um todo maior, conectados por uma rede vibrante de energia que nos guia e sustenta. Ao ouvir e responder a essa linguagem, descobrimos que o universo não é indiferente, mas profundamente envolvido em cada detalhe de nossa existência.

Essa comunicação incessante nos convida a participar ativamente do fluxo energético, não como espectadores passivos, mas como cocriadores. A linguagem das emanações é o fio invisível que nos conecta ao mistério do universo, uma conversa eterna que ilumina o caminho e revela que estamos, sempre, profundamente interligados ao Todo.

Capítulo 8
Emanações e o Tempo

O tempo, em sua essência, é mais do que um simples fluxo linear de momentos que se sucedem. Ele é uma dimensão vibrante e interativa, profundamente entrelaçada com as emanações que estruturam o universo. Passado, presente e futuro não são compartimentos estanques, mas manifestações de um único campo energético onde todas as coisas coexistem. Essa visão transforma nossa percepção do tempo de um caminho rígido em uma teia pulsante de possibilidades.

As emanações não obedecem às limitações do tempo cronológico. Elas fluem livremente, conectando eventos distantes e moldando experiências humanas de formas que desafiam a lógica convencional. Em muitas tradições espirituais, o tempo é visto como um ciclo, um contínuo eterno onde cada instante carrega as sementes de todos os outros. Essa perspectiva ressoa com os ciclos da natureza, como as fases da lua, as estações e os movimentos dos astros, que são expressões tangíveis das emanações em ação.

O conceito de eternidade, tão presente em filosofias e religiões, não se refere a um tempo infinito no futuro, mas à coexistência simultânea de todos os momentos. As emanações fluem nessa eternidade, conectando o agora com o que já foi e o que ainda será. Essa interconexão é o que permite fenômenos como a intuição e a precognição, onde fragmentos do futuro se tornam perceptíveis no presente.

O karma, por exemplo, é uma manifestação direta dessa interação entre emanações e tempo. Em seu nível mais profundo, ele não é uma recompensa ou punição, mas um mecanismo energético que reflete a harmonia ou desarmonia entre ações passadas e as vibrações presentes. Cada escolha gera uma onda que reverbera através do campo do tempo, influenciando não apenas o futuro, mas também a maneira como o passado é interpretado e integrado.

O presente é o ponto de maior intensidade no campo do tempo, pois é nele que as emanações convergem e se manifestam de forma palpável. Viver no presente é mais do que um ideal espiritual; é um alinhamento consciente com o fluxo das emanações. Quando estamos ancorados no agora, temos acesso à plenitude do tempo, podendo redirecionar as vibrações que moldam nossa realidade.

No entanto, o tempo linear — a sucessão de minutos, horas e dias — também possui sua função dentro do campo energético. Ele é uma estrutura que permite que as emanações sejam percebidas e experimentadas em uma sequência lógica. Essa organização facilita o aprendizado e a evolução, oferecendo aos seres humanos a oportunidade de crescer em espiral, revisitando temas e situações sob novas perspectivas.

A ciência moderna, em particular a física quântica, começa a explorar a natureza elusiva do tempo de maneiras que dialogam com antigas visões espirituais. O conceito de entrelaçamento quântico, onde partículas separadas por vastas distâncias interagem instantaneamente, sugere que o tempo e o espaço não são absolutos. Essa descoberta reforça a ideia de que as emanações operam além das limitações temporais, conectando todas as coisas em um campo unificado.

Os sonhos são um portal direto para compreender essa relação entre emanações e tempo. Durante o sono, a mente consciente se afasta das limitações do relógio, permitindo que as emanações nos guiem através de camadas de tempo. Sonhos recorrentes, por exemplo, muitas vezes trazem mensagens do passado que precisam ser integradas, enquanto visões oníricas do futuro oferecem orientações sobre o caminho adiante.

A sincronicidade também é uma expressão do entrelaçamento entre tempo e emanações. Quando eventos aparentemente não relacionados se alinham de forma significativa, eles revelam a interconexão de todos os momentos. Essas coincidências significativas são lembretes de que estamos imersos em um fluxo maior, onde cada instante é tecido com propósito e precisão.

Os ciclos de energia são outra manifestação clara dessa relação. Assim como o sol nasce e se põe, e as estações se alternam, nossas vidas seguem padrões cíclicos que refletem o movimento das emanações através do tempo. Reconhecer esses ciclos nos permite alinhar nossas ações com as energias predominantes, aproveitando o momento certo para iniciar, sustentar ou concluir projetos e intenções.

O calendário maia, por exemplo, é uma representação sofisticada dessa dinâmica. Ele não apenas mede o tempo, mas revela a qualidade energética de cada dia, oferecendo uma ferramenta para alinhar as atividades humanas com os fluxos cósmicos. Outras tradições, como a astrologia, também exploram a influência das emanações planetárias nos eventos terrestres, demonstrando como o tempo é moldado por forças maiores.

O tempo também é um espelho que reflete nosso estado interno. Momentos de harmonia e alinhamento com as emanações parecem dilatar o tempo, permitindo que realizemos muito em um curto período. Por outro lado, períodos de desarmonia criam a sensação de que o tempo se arrasta ou escapa de nossas mãos. Essa experiência subjetiva é uma prova de que o tempo não é fixo, mas profundamente influenciado pelo nosso campo energético.

Para explorar conscientemente a relação entre emanações e tempo, práticas específicas podem ser adotadas. A meditação é uma ferramenta poderosa para acessar o agora, silenciando a mente e permitindo que as emanações revelem as lições e oportunidades presentes. Outra prática útil é a escrita reflexiva, onde registramos pensamentos e sentimentos relacionados ao passado e ao futuro, reconhecendo como eles influenciam o presente.

O uso de oráculos, como o tarot e o I Ching, também pode oferecer insights sobre as emanações que moldam diferentes momentos no campo do tempo. Esses sistemas simbólicos funcionam como bússolas, ajudando-nos a interpretar os fluxos energéticos e a tomar decisões alinhadas com o ritmo universal.

Viver em sintonia com as emanações e o tempo é, em última análise, uma prática de entrega e presença. É reconhecer que, embora não possamos controlar os eventos que nos cercam, temos o poder de escolher como responder a eles. Essa escolha molda não apenas o futuro, mas também a maneira como integramos o passado e vivemos o presente.

As emanações que fluem pelo tempo não são forças distantes, mas companheiras constantes em nossa jornada. Elas nos guiam, desafiam e apoiam, oferecendo a cada momento a oportunidade de crescimento e transformação. Compreender essa relação nos permite viver com mais clareza e propósito, navegando os ciclos da vida com sabedoria e confiança.

O tempo, sob a perspectiva das emanações, é um convite eterno à conexão. Ele nos chama a ouvir suas vibrações, a dançar com seus ritmos e a reconhecer que somos partes inseparáveis de uma sinfonia cósmica que transcende o ontem, o hoje e o amanhã. Ao abraçarmos essa visão, descobrimos que o tempo não é um limite, mas uma porta para o infinito.

Capítulo 9
Os Guardiões da Energia

As emanações que permeiam o universo não fluem de maneira caótica ou desprotegida. Em cada nível do cosmos, forças específicas atuam como guardiãs do fluxo energético, preservando seu equilíbrio, orientando sua direção e garantindo que seu impacto reverbere em harmonia com as leis universais. Esses guardiões, frequentemente representados como arquétipos, entidades espirituais ou seres de luz, são a personificação de princípios universais que regulam e sustentam a ordem cósmica.

Os guardiões da energia não pertencem apenas ao reino do misticismo. Eles se fazem presentes em inúmeras tradições espirituais, culturas antigas e sistemas de crença, que descrevem suas funções e características de maneiras que, embora variadas, convergem em essência. Na mitologia grega, por exemplo, os deuses e titãs frequentemente representam forças naturais e energéticas que regem aspectos específicos da vida e do universo. Na cabala, os anjos associados às esferas da Árvore da Vida são descritos como intermediários entre o divino e o mundo material, regulando o fluxo das emanações.

Esses guardiões não são apenas forças externas. Eles também habitam o interior do ser humano, manifestando-se como aspectos da psique que atuam para equilibrar nossas energias internas e nos conectar com as dimensões mais sutis da existência. Em diversas tradições, os arquétipos de proteção, como o guerreiro interno ou o curador, são expressões desses guardiões energéticos no microcosmo humano.

No nível cósmico, os guardiões da energia são responsáveis por manter a harmonia entre as polaridades universais, como luz e sombra, criação e destruição, expansão e retração. Eles asseguram que o equilíbrio seja mantido, mesmo em meio a aparentes rupturas. Quando forças disruptivas surgem, é sua atuação que direciona o fluxo das emanações para restaurar a ordem.

Essas forças também desempenham um papel crucial no campo espiritual, onde atuam como guias e protetores daqueles que buscam interagir conscientemente com o fluxo energético. Muitos relatos de experiências espirituais incluem encontros com entidades descritas como "seres de luz", cuja presença irradia paz, sabedoria e proteção. Esses seres, vistos por algumas tradições como anjos ou mestres ascendidos, são expressões dos guardiões da energia em sua forma mais elevada.

A conexão com os guardiões da energia não é uma exclusividade de poucos; ela está acessível a todos que desejam explorar as dimensões mais profundas do fluxo universal. Para isso, práticas específicas podem ser adotadas para abrir o canal de comunicação e estabelecer um vínculo com essas forças protetoras.

Uma dessas práticas é a meditação guiada. Visualizar uma luz brilhante envolvendo o corpo, formando uma esfera protetora, é uma técnica poderosa para alinhar-se com os guardiões. Durante essa prática, é comum perceber sensações sutis de calor, leveza ou paz, sinais de que a conexão energética está sendo estabelecida.

Outra forma de interagir com os guardiões da energia é por meio de rituais simbólicos. Acender uma vela, queimar incenso ou recitar mantras são ações que não apenas criam um ambiente propício, mas também servem como um chamado para essas forças. Esses rituais são portas de entrada para acessar dimensões energéticas que frequentemente estão fora do alcance da percepção ordinária.

Os sonhos são um canal privilegiado para a comunicação com os guardiões da energia. Muitas vezes, eles aparecem nesse estado como figuras arquetípicas, como animais poderosos, anciãos sábios ou figuras luminosas. A análise e a interpretação cuidadosa desses sonhos podem revelar mensagens importantes sobre o caminho espiritual e as energias que precisam ser equilibradas.

Além das práticas individuais, a natureza é um espaço onde os guardiões da energia podem ser encontrados com maior intensidade. Montanhas, rios, florestas e oceanos são frequentemente considerados santuários energéticos, habitados por forças protetoras que regulam o fluxo das emanações nesses ambientes. Em muitas culturas indígenas, essas forças são reverenciadas como espíritos da natureza, guardiões dos elementos que sustentam a vida.

A ciência moderna começa a explorar, ainda que de forma inicial, a ideia de campos protetores e forças reguladoras no universo. O conceito de "campos morfogenéticos", proposto pelo biólogo Rupert Sheldrake, sugere a existência de padrões energéticos que governam a organização e o comportamento de sistemas biológicos. Embora não descritos como "guardiões", esses campos desempenham um papel semelhante ao manter a ordem e a coerência em diversos níveis da existência.

Os guardiões da energia não apenas protegem, mas também oferecem orientação. Muitas vezes, suas mensagens vêm na forma de intuições súbitas, sensações de alerta ou inspirações profundas. Esses sinais são convites para que prestemos atenção ao fluxo das emanações em nossas vidas, ajustando nossas ações e pensamentos para alinhar-nos com o equilíbrio universal.

No nível coletivo, os guardiões da energia atuam em momentos de crise ou transformação global. Eles não interferem diretamente, mas criam condições para que o equilíbrio seja restaurado por meio das ações conscientes de indivíduos e comunidades. Em tempos de desafios globais, como mudanças climáticas ou conflitos sociais, suas emanações podem ser percebidas na forma de movimentos de união e compaixão que surgem espontaneamente em resposta ao caos.

A relação com os guardiões da energia não deve ser baseada em medo ou subserviência, mas em reconhecimento e respeito mútuos. Eles não atuam como juízes ou figuras autoritárias, mas como parceiros no processo de evolução energética. Ao honrá-los, honramos também a nós mesmos e nossa capacidade de cocriar com o universo.

Uma maneira prática de fortalecer essa relação é criar um espaço sagrado, um local onde as energias possam ser intencionalmente alinhadas e protegidas. Esse espaço pode ser simples, como um altar com objetos simbólicos, ou mais elaborado, como um jardim projetado para refletir os elementos naturais. O importante é que ele seja um ponto de conexão entre o indivíduo e os guardiões da energia.

No campo interno, os guardiões se manifestam como forças psíquicas que nos ajudam a enfrentar medos, superar limitações e acessar nosso potencial mais elevado. Trabalhar conscientemente com essas forças é uma forma de integrar o poder das emanações em todos os aspectos da vida, desde as decisões cotidianas até as jornadas espirituais mais profundas.

Reconhecer os guardiões da energia é um passo essencial para navegar com segurança e propósito pelo campo das emanações. Eles nos lembram que, embora sejamos participantes ativos no fluxo universal, não estamos sozinhos. Sua presença constante é uma fonte de proteção, orientação e inspiração, um elo vivo entre o visível e o invisível.

Ao alinhar-se com esses guardiões, descobrimos que o universo é um sistema intrinsecamente cuidadoso e equilibrado, onde cada força tem seu lugar e propósito. Eles nos convidam a participar dessa harmonia, a reconhecer nossa própria capacidade de proteger, guiar e equilibrar as energias que fluem dentro e ao nosso redor. Na presença dos guardiões, o caminho das emanações torna-se mais claro, iluminado por uma luz que transcende o tempo e o espaço, conduzindo-nos sempre de volta à fonte primordial.

Capítulo 10
O Campo Unificado

Em todo o universo, das partículas subatômicas às galáxias em expansão, há uma força invisível que conecta tudo em uma teia ininterrupta de energia. Essa força, que a ciência moderna começa a explorar sob o conceito do campo unificado, é a própria expressão das emanações em sua forma mais fundamental. Ela transcende limites físicos e temporais, sustentando a estrutura de tudo o que existe e revelando que nada no cosmos é verdadeiramente separado.

O campo unificado é a manifestação última da interconexão universal. Ele não é apenas um espaço que conecta elementos distintos, mas uma presença viva que molda, organiza e regula os processos de criação e transformação. Cada átomo, cada pensamento, cada emoção é uma vibração dentro desse campo, contribuindo para sua dança infinita.

A física quântica deu os primeiros passos para desvendar a natureza desse campo. O trabalho de cientistas como Albert Einstein, que buscou uma teoria que unificasse todas as forças fundamentais, e mais tarde as teorias de campos quânticos, apontam para a existência de uma matriz subjacente que conecta matéria e energia. No entanto, o que a ciência apenas arranha em suas investigações, as tradições espirituais têm intuído há milênios.

No vedanta hindu, o conceito de Brahman descreve uma realidade suprema e indivisível, da qual tudo emana e para a qual tudo retorna. Da mesma forma, no taoísmo, o Tao é visto como a fonte e o sustentador de todas as coisas, um fluxo universal que não pode ser definido, mas apenas experimentado. Essas visões encontram ressonância na moderna teoria do campo unificado, que sugere que todas as partículas do universo estão interligadas por uma energia que permeia o vazio.

O que parece vazio, na verdade, está pulsando com emanações. O vácuo quântico, descrito pela física, não é um espaço inerte, mas um campo vibrante onde partículas surgem e desaparecem em um constante jogo de criação e destruição. Esse mesmo princípio é refletido na visão espiritual de que o universo é sustentado por ciclos de manifestação e dissolução, expressos por meio das emanações que fluem do campo unificado.

Essa energia subjacente não é passiva; ela responde às intenções e ações de todos os seres. Assim como uma pedra jogada em um lago cria ondas que se propagam por toda a superfície, cada vibração emitida por um pensamento, palavra ou ação reverbera pelo campo unificado, influenciando o todo. Essa relação dinâmica entre o indivíduo e o universo demonstra que cada um de nós é uma peça ativa na construção da realidade.

No nível humano, o campo unificado pode ser sentido de maneira mais tangível em momentos de profunda conexão ou insight. A sensação de "estar em fluxo", onde tudo parece se alinhar perfeitamente, é uma experiência direta dessa interação com o campo. Da mesma forma, momentos de intuição clara ou sincronicidades significativas são evidências de que estamos alinhados com essa força universal.

Práticas espirituais são uma forma de sintonizar conscientemente com o campo unificado. A meditação, em particular, é uma ferramenta poderosa para alcançar esse estado de conexão. Quando a mente se aquieta, ela se abre para as vibrações mais sutis do campo, permitindo que o indivíduo se alinhe com o fluxo das emanações. Técnicas como a meditação transcendental, que utiliza mantras para transcender os pensamentos, foram desenvolvidas especificamente para acessar essa dimensão.

Além da meditação, práticas físicas como yoga e tai chi também ajudam a harmonizar o corpo com o campo unificado. Esses movimentos conscientes criam uma ressonância entre os fluxos internos de energia e as emanações do universo, promovendo equilíbrio e clareza.

A ciência e a espiritualidade convergem ao explorar o campo unificado. As descobertas científicas, embora baseadas em dados e experimentos, muitas vezes ecoam verdades que as tradições esotéricas já conheciam intuitivamente. Por exemplo, o conceito de entrelaçamento quântico, onde partículas permanecem conectadas independentemente da distância, reflete a visão espiritual de que todas as coisas estão unidas por uma energia universal.

Essa conexão vai além do nível físico. O campo unificado também inclui dimensões emocionais, mentais e espirituais, formando uma matriz onde todas as formas de energia coexistem e interagem. Emoções e pensamentos, assim como ondas sonoras ou luz, são vibrações que se propagam pelo campo, influenciando tanto o emissor quanto o receptor.

No nível coletivo, o campo unificado manifesta-se como o inconsciente coletivo, uma ideia proposta por Carl Jung para descrever a camada compartilhada da psique humana. Sonhos, mitos e arquétipos universais emergem desse campo, revelando que, embora nossas experiências individuais pareçam únicas, elas estão profundamente entrelaçadas com o todo.

A natureza interativa do campo unificado significa que ele também responde à intenção. Experimentos em física quântica, como o famoso experimento da dupla fenda, demonstraram que a observação consciente pode alterar o comportamento de partículas subatômicas. Esse fenômeno, conhecido como "colapso da função de onda", sugere que a consciência humana é um fator ativo no campo, moldando as manifestações da realidade.

Compreender e interagir com o campo unificado exige uma abertura à ideia de que não somos seres isolados, mas partes de uma teia infinita de emanações. Nossas ações não apenas influenciam o ambiente imediato, mas também reverberam por toda a existência, retornando a nós de formas muitas vezes imperceptíveis, mas inevitáveis.

Uma prática simples para se conectar ao campo unificado é a gratidão. Ao cultivar um estado de apreciação pelas experiências e oportunidades da vida, emitimos vibrações elevadas que ressoam com as frequências mais harmoniosas do campo. Isso não apenas atrai eventos e situações positivas, mas também fortalece nossa conexão com as emanações universais.

A interação com o campo unificado é um processo dinâmico, que exige atenção consciente e intenção clara. Quando alinhados com suas vibrações, somos capazes de manifestar mudanças profundas em nossas vidas e no mundo ao nosso redor. Essa conexão é uma lembrança de que, embora pareçamos pequenos diante da vastidão do cosmos, somos parte integrante de sua estrutura.

O campo unificado não é apenas um conceito teórico ou místico; ele é a base de nossa existência. Reconhecê-lo e trabalhar com ele é abrir-se para uma nova dimensão de compreensão, onde ciência e espiritualidade convergem para revelar a unidade fundamental de tudo o que existe. Essa unidade é o coração das emanações, o alicerce sobre o qual toda a criação repousa e se renova.

Ao nos conectarmos conscientemente com o campo unificado, descobrimos que não estamos separados do universo, mas somos expressões vivas de sua energia. Esse entendimento nos convida a viver com mais propósito, harmonia e reverência, reconhecendo que cada ação, por menor que pareça, é uma contribuição para a grande sinfonia cósmica.

Capítulo 11
Emanações na Natureza

O universo é um cenário vibrante onde as emanações fluem incessantemente, moldando cada detalhe da criação. Na natureza, esse fluxo é visível, tangível e acessível, manifestando-se nos ciclos, formas e energias que sustentam a vida. Árvores majestosas, montanhas imponentes, rios serpenteantes e até mesmo as pequenas pedras carregam em si a assinatura das emanações, operando como portais que conectam o mundo material à energia universal.

Cada elemento natural é uma expressão única das emanações. A terra, sólida e fértil, irradia estabilidade e sustento; a água, fluida e adaptável, reflete o movimento contínuo das energias; o fogo, ardente e transformador, revela o poder das mudanças; o ar, invisível e essencial, simboliza a força vital que permeia tudo. Esses elementos, em conjunto, formam um equilíbrio dinâmico que espelha as polaridades das emanações e a harmonia de sua interação.

No coração das florestas, o pulsar das emanações é quase palpável. As árvores, com suas raízes profundamente conectadas à terra e seus galhos apontando para o céu, são símbolos vivos da conexão entre os planos físico e espiritual. Elas absorvem a luz do sol, transformando-a em energia vital que alimenta todos os seres ao seu redor. Essa troca incessante entre o céu e a terra é uma manifestação direta das emanações que fluem pelo cosmos.

Os oceanos, vastos e misteriosos, são outro exemplo poderoso. Suas marés, regidas pela lua, são expressões tangíveis das forças cósmicas que influenciam a vida na Terra. Cada onda carrega em si a essência do movimento universal, convidando-nos a refletir sobre a fluidez das emanações e sua capacidade de moldar e transformar.

Até mesmo as montanhas, imóveis e grandiosas, narram a história das emanações. Elas são testemunhas silenciosas do tempo, capturando as vibrações do planeta em suas formações e transmitindo uma energia que convida à introspecção e à conexão com o Todo. A energia das montanhas é densa, sólida, mas também repleta de potencial, como se guardasse em suas profundezas a memória do próprio universo.

O ciclo de vida das estações é uma das demonstrações mais evidentes das emanações em ação. A primavera, com seu florescer exuberante, é uma emanação de renovação e nascimento. O verão, com sua luz e calor intensos, reflete a expansão e a plenitude. O outono, marcado pela queda das folhas e pela preparação para o repouso, carrega a energia da transição e do desprendimento. E o inverno, com sua quietude e introspecção, é um convite ao recolhimento e à regeneração.

Ao observar esses ciclos, percebemos que não estamos separados da natureza, mas somos parte integrante dela. As emanações que animam as árvores, as águas e os ventos também fluem em nós, conectando nossa existência à vastidão do cosmos. Essa percepção nos convida a buscar harmonia com os ritmos naturais, aprendendo com eles a fluir com o universo em vez de resistir a ele.

A prática de se harmonizar com as emanações da natureza não exige complexidade; basta estar presente. Caminhar descalço sobre a terra, sentir a textura do solo, o calor do sol ou o frescor do vento são maneiras simples, mas profundas, de se conectar com o fluxo natural. Cada respiração consciente enquanto se está cercado pela natureza é uma troca de energia, um diálogo silencioso entre o ser humano e as emanações que permeiam o ambiente.

Rituais de conexão com a natureza podem intensificar essa experiência. Acender uma vela ao amanhecer para saudar o sol, meditar ao lado de um rio ou simplesmente observar o movimento das nuvens são formas de honrar as emanações que fluem ao nosso redor. Esses gestos, embora aparentemente simples, têm o poder de restaurar o equilíbrio interno e realinhar nosso campo energético com o da Terra.

A ciência moderna também começa a reconhecer o impacto das emanações naturais na saúde e no bem-estar. Estudos mostram que passar tempo em ambientes naturais reduz o estresse, fortalece o sistema imunológico e melhora o humor. Isso ocorre porque os campos energéticos das plantas, das águas e até do solo interagem com nosso próprio campo, promovendo uma troca vibracional que favorece o equilíbrio.

Uma prática especialmente poderosa para se conectar às emanações da natureza é o grounding, ou aterramento. Ao tocar o solo diretamente com os pés ou as mãos, absorvemos os elétrons da Terra, que ajudam a neutralizar as energias acumuladas e a restaurar a harmonia interna. Essa troca é uma manifestação direta do fluxo das emanações, lembrando-nos de nossa ligação inseparável com o planeta.

A observação atenta da natureza também revela lições profundas sobre as emanações. Uma folha que cai não é apenas um evento isolado, mas parte de um ciclo maior de renovação. As águas que fluem por um rio não apenas seguem seu curso, mas transformam tudo o que tocam, mostrando como as emanações moldam e transformam constantemente a realidade.

Os animais, por sua vez, são expressões vivas das emanações. Cada espécie carrega uma energia única, que reflete aspectos específicos do fluxo universal. O voo de um pássaro pode simbolizar liberdade e visão, enquanto a presença de um lobo pode evocar força e instinto. Estar atento a esses encontros pode oferecer insights valiosos sobre as energias que estão ativas em nossa vida no momento.

A conexão com as emanações da natureza também nos ensina sobre equilíbrio. Assim como um ecossistema saudável depende da interação harmoniosa de todos os seus elementos, nossas vidas se tornam mais plenas quando alinhamos nossas energias internas e externas com os ritmos naturais. Essa harmonia não é apenas um ideal, mas uma necessidade para a saúde física, emocional e espiritual.

Compreender as emanações na natureza é mais do que uma exploração intelectual; é uma experiência transformadora. Cada momento passado em silêncio sob o céu aberto, cada interação com uma árvore ou uma flor, é uma oportunidade de se reconectar com o fluxo universal e lembrar que somos parte de algo maior, uma teia viva de energia que sustenta e guia toda a existência.

A natureza não é apenas um cenário para a vida, mas uma expressão vibrante das emanações. Ao honrá-la, aprendemos a honrar também as forças que fluem dentro de nós, redescobrindo nossa conexão essencial com o cosmos e com a fonte primordial que nos une a tudo.

Capítulo 12
As Camadas Invisíveis

Além do que os olhos podem ver e as mãos podem tocar, existe um universo de energias sutis que permeia todas as coisas. Essas camadas invisíveis são como véus que se sobrepõem, compondo dimensões além da matéria densa e conectando o mundo físico ao etéreo. Essas emanações subtis, frequentemente ignoradas por sua intangibilidade, são a força vital que molda a realidade, influenciando pensamentos, emoções e o próprio corpo físico.

As camadas invisíveis das emanações não são abstratas ou meramente filosóficas. Elas podem ser percebidas, cultivadas e compreendidas por aqueles que se abrem a sua presença. No ser humano, essas camadas se expressam como campos de energia, como a aura, que reflete o estado emocional, mental e espiritual. Nos animais, é o magnetismo instintivo que lhes permite navegar, sobreviver e comunicar-se em níveis que transcendem os sentidos conhecidos. Até mesmo os objetos inanimados carregam resquícios das energias de quem os manipulou, preservando impressões energéticas que contam histórias invisíveis.

Essas dimensões sutis não estão limitadas a espaços individuais. Elas se estendem ao ambiente ao redor, criando um campo vibracional compartilhado que influencia e é influenciado por tudo o que interage com ele. Por isso, uma casa pode parecer acolhedora ou opressiva, um espaço natural pode restaurar ou energizar, e a simples presença de uma pessoa pode impactar o humor de um grupo inteiro.

O primeiro passo para compreender as camadas invisíveis é reconhecer sua existência. Elas estão presentes no que chamamos de intuição — aquele sentimento inexplicável de que algo está certo ou errado, mesmo sem evidências tangíveis. Também se manifestam na sensação de "peso" ou "leveza" ao entrar em um lugar ou ao encontrar alguém pela primeira vez. Essas experiências são formas pelas quais percebemos a interação com as energias sutis.

A aura humana é uma das manifestações mais conhecidas dessas camadas. Muitas tradições espirituais descrevem a aura como um campo luminoso que envolve o corpo, refletindo o estado interno da pessoa. Cores vibrantes indicam equilíbrio e vitalidade, enquanto tonalidades opacas ou escuras podem sinalizar bloqueios energéticos ou estados emocionais desafiadores. Embora invisível para a maioria, a aura pode ser sentida ou percebida por aqueles que se dedicam a desenvolver a sensibilidade energética.

Além da aura, há os corpos sutis que compõem o ser humano. O corpo etéreo, por exemplo, está intimamente ligado ao físico, agindo como um molde energético que sustenta os processos biológicos. Já o corpo astral é associado às emoções e aos desejos, conectando o indivíduo às experiências emocionais tanto internas quanto externas. O corpo mental, por sua vez, reflete os pensamentos e crenças, enquanto o corpo espiritual transcende as dimensões mais densas, conectando o indivíduo à fonte universal.

Essas camadas não são fixas ou estáticas; elas estão em constante movimento, interagindo umas com as outras e respondendo às emanações externas. Por isso, uma mudança emocional, como um surto de raiva ou um momento de alegria, pode alterar instantaneamente a vibração dessas camadas, impactando não apenas o indivíduo, mas também seu entorno.

Uma prática poderosa para explorar as camadas invisíveis é o escaneamento energético. Esse exercício envolve fechar os olhos, respirar profundamente e passar as mãos lentamente ao redor do corpo, sem tocá-lo. Ao fazer isso, é possível perceber sensações sutis, como calor, frio ou formigamento, que indicam o estado do campo energético. Essa prática ajuda a identificar bloqueios e áreas que necessitam de atenção.

A visualização é outra ferramenta eficaz para acessar as camadas invisíveis. Imaginar-se envolto por uma luz dourada, por exemplo, pode ajudar a fortalecer a aura e proteger contra energias externas negativas. Visualizar um fluxo de energia circulando livremente entre os centros energéticos do corpo também é uma maneira de harmonizar essas camadas e restaurar o equilíbrio interno.

Os ambientes também possuem camadas invisíveis que podem ser percebidas e trabalhadas. Espaços carregados de memórias ou emoções densas podem ser purificados com práticas simples, como abrir janelas para renovar o ar, usar incensos ou ervas para defumação, ou tocar sons que elevem a vibração, como mantras ou sinos. Essas ações não apenas alteram a atmosfera do local, mas também impactam as camadas sutis das pessoas que o habitam.

No reino animal, as camadas invisíveis manifestam-se de formas instintivas. Pássaros que migram através de vastas distâncias, guiados por forças que a ciência ainda não compreende completamente, estão interagindo com essas dimensões sutis. Cães e gatos, por sua vez, demonstram uma sensibilidade incomum às energias ao seu redor, reagindo a mudanças que passam despercebidas aos humanos. Essa conexão instintiva com o invisível é uma lembrança de que as emanações não são exclusivas da espiritualidade humana, mas uma característica intrínseca da vida.

As camadas invisíveis também influenciam diretamente as relações humanas. Quando duas pessoas interagem, suas auras e campos sutis entram em ressonância, criando um elo energético que pode ser harmonioso ou desafiador. Relacionamentos saudáveis são aqueles em que essas trocas energéticas fluem de maneira equilibrada, enquanto relações tóxicas frequentemente envolvem desequilíbrios que drenam ou sobrecarregam o campo de uma ou ambas as partes.

Explorar essas dimensões é um convite ao autoconhecimento e à transformação. Quando nos tornamos conscientes das camadas invisíveis, podemos identificar padrões energéticos que nos limitam e trabalhar para transmutá-los. Esse processo não é apenas uma cura pessoal, mas também uma contribuição para o campo energético coletivo, elevando a vibração do todo.

As tradições esotéricas oferecem várias ferramentas para interagir com essas camadas. O Reiki, por exemplo, é uma prática que utiliza as mãos para canalizar energia universal e equilibrar os campos sutis. A terapia com cristais também é amplamente usada para alinhar e fortalecer as camadas invisíveis, com cada pedra emitindo uma frequência específica que ressoa com diferentes aspectos do ser.

Além das práticas, a simples presença em locais sagrados ou naturais pode ter um efeito profundo nas camadas sutis. Ambientes carregados de energia elevada, como templos, florestas ou montanhas, ajudam a restaurar e purificar o campo energético, permitindo que as emanações fluam de maneira mais harmoniosa.

As camadas invisíveis não são separadas do mundo material; elas o sustentam, o moldam e o influenciam. Reconhecê-las é um passo essencial para viver em sintonia com o fluxo das emanações, entendendo que a realidade é muito mais ampla e complexa do que aquilo que os sentidos físicos podem captar.

Ao explorar essas dimensões, descobrimos que o invisível não é menos real, mas sim o alicerce que sustenta toda a criação. Cada camada, cada vibração, é uma parte do grande tecido energético que conecta tudo e todos, convidando-nos a viver com mais consciência, equilíbrio e reverência pelo mistério da existência.

Capítulo 13
O Papel da Intuição

A intuição é a voz silenciosa das emanações que fala diretamente à essência do ser. Ela não é um pensamento lógico, nem uma emoção passageira, mas uma percepção profunda e inquestionável que transcende as limitações do tempo e do espaço. É o canal direto pelo qual as emanações se tornam acessíveis, oferecendo orientações, respostas e insights que muitas vezes escapam ao raciocínio consciente.

Em seu estado mais puro, a intuição é um reflexo da conexão intrínseca do ser humano com o campo universal. Cada intuição é uma manifestação do diálogo constante entre o indivíduo e as emanações, uma lembrança de que todos os aspectos da existência estão interligados. Quando ouvimos a intuição, alinhamos nossas ações com o fluxo energético do universo, permitindo que a vida se desenrole com mais harmonia e clareza.

Embora a intuição esteja presente em todos, ela frequentemente é sufocada pelo ruído do pensamento lógico e pelas distrações do mundo material. No entanto, ela nunca desaparece. Como uma chama branda, ela permanece, esperando pelo momento em que o silêncio e a atenção lhe permitam se manifestar plenamente.

O desenvolvimento da intuição exige entrega e prática. Diferente do intelecto, que busca compreender através de análises e comparações, a intuição opera como um conhecimento imediato, surgindo como uma sensação, uma imagem, ou uma certeza inabalável. Confiar nesse processo requer abrir mão do controle mental e permitir que o fluxo das emanações nos guie.

Um dos caminhos mais eficazes para acessar a intuição é a prática da meditação. O silêncio da mente é o terreno fértil onde as emanações podem se manifestar como insights intuitivos. Durante a meditação, imagens simbólicas ou sentimentos profundos frequentemente emergem, trazendo respostas para perguntas que talvez ainda nem tenham sido formuladas conscientemente.

Os sonhos também são um portal poderoso para a intuição. Durante o sono, a mente consciente relaxa seu domínio, permitindo que as emanações se expressem por meio de imagens, histórias e sensações que muitas vezes contêm mensagens importantes. Praticar a lembrança e a interpretação dos sonhos é uma forma de fortalecer a conexão intuitiva, reconhecendo os sinais que o subconsciente envia do campo universal.

A escrita automática é outra ferramenta valiosa. Nesse método, a pessoa permite que as palavras fluam sem esforço, escrevendo o que surge sem interrupções ou julgamentos. Esse fluxo de escrita é frequentemente carregado de sabedoria intuitiva, revelando aspectos ocultos de situações ou decisões. É um exercício direto de confiar no desconhecido e permitir que as emanações se manifestem por meio do canal da mente.

O corpo humano também é uma bússola intuitiva. Sensações físicas, como um aperto no peito ou um arrepio na pele, frequentemente sinalizam a presença de emanações que estão tentando se comunicar. Estar atento a essas reações é fundamental para decifrar o que a intuição está tentando transmitir.

No entanto, confiar na intuição não significa abandonar a razão ou agir impulsivamente. Ela deve ser vista como um guia que complementa o raciocínio lógico, oferecendo uma perspectiva mais ampla e conectada às dimensões sutis da realidade. Ao equilibrar a intuição com o intelecto, é possível tomar decisões mais alinhadas com o propósito e o fluxo universal.

A ciência moderna também começa a reconhecer o papel da intuição. Pesquisas no campo da neurociência mostram que o cérebro humano processa informações em níveis inconscientes antes que elas cheguem à mente consciente. Essa atividade subconsciente é muitas vezes percebida como intuição, uma sensação de "saber" que surge antes que o pensamento racional entre em ação.

A intuição não é apenas uma ferramenta para decisões pessoais; ela também desempenha um papel crucial nas interações humanas. Quando duas pessoas se encontram, suas energias entram em ressonância, criando um campo vibracional que pode ser sentido intuitivamente. É por isso que às vezes sentimos uma conexão imediata com alguém, ou, ao contrário, uma sensação inexplicável de desconforto. Essa percepção é a intuição lendo o campo energético do outro.

Além disso, a intuição é um canal para acessar informações que transcendem o tempo linear. Muitos relatos de precognição, ou saber de eventos futuros antes que eles aconteçam, estão ligados à intuição. Esses momentos não são coincidências, mas manifestações da conexão com as emanações, que fluem livremente entre passado, presente e futuro.

Para cultivar a intuição, é essencial criar momentos de quietude e conexão interior. Caminhar na natureza, por exemplo, é uma prática simples e eficaz. O silêncio do ambiente natural permite que as distrações da mente diminuam, tornando mais fácil ouvir as mensagens sutis das emanações.

A prática de perguntas internas também pode ser usada para acessar a intuição. Sentar-se em um lugar tranquilo, formular uma pergunta clara e esperar pacientemente por uma resposta que surja em forma de sensação, imagem ou pensamento é uma maneira poderosa de dialogar com as emanações. Essa técnica, chamada de "escuta profunda", é um exercício de entrega e confiança no fluxo universal.

A intuição também se manifesta como sincronicidade — eventos aparentemente desconexos que se alinham de maneira significativa. Reconhecer esses momentos como respostas do campo universal fortalece a conexão com a intuição e nos encoraja a prestar atenção aos sinais ao nosso redor.

Na história humana, a intuição tem desempenhado um papel crucial em momentos de grande transformação. Muitos avanços científicos, artísticos e espirituais nasceram de insights intuitivos, que se apresentaram antes mesmo de qualquer evidência concreta. Isso reforça que a intuição não é um fenômeno menor ou acidental, mas uma expressão essencial do potencial humano de interagir com as emanações.

Ao reconhecer o papel da intuição, aprendemos a confiar mais profundamente na sabedoria que flui através de nós. Ela não é uma voz externa, mas uma expressão do nosso alinhamento com o campo energético universal. Ouvi-la é um ato de coragem e entrega, um passo em direção à vida plena e conectada que todos buscamos.

A intuição, em sua essência, é a manifestação direta das emanações no nível individual. Cultivá-la é abrir-se para o mistério do universo, permitindo que ele nos guie por caminhos que a mente racional jamais poderia traçar. É um lembrete de que, mesmo no silêncio, estamos sempre em diálogo com o Todo.

Capítulo 14
Os Três Portais

O universo, em sua sabedoria infinita, oferece caminhos específicos para acessar o fluxo das emanações. Esses caminhos, conhecidos como os três portais, não são meras metáforas espirituais, mas passagens reais e acessíveis que conectam o indivíduo ao campo energético universal. Cada portal representa uma abordagem distinta para interagir com as emanações, permitindo que suas energias fluam livremente e tragam clareza, equilíbrio e transformação.

O primeiro portal é a meditação profunda, um estado de quietude que transcende os limites do corpo e da mente. É através dela que se cria um espaço interno onde as emanações podem ser sentidas em sua pureza. Nesse estado de silêncio absoluto, as distrações do mundo exterior desaparecem, dando lugar a uma conexão direta com as vibrações sutis que sustentam o cosmos. A meditação não é apenas uma prática, mas um portal que conduz ao núcleo do ser, onde as emanações se tornam palpáveis.

Sentar-se em silêncio, com a atenção focada na respiração ou em um ponto específico do corpo, é o primeiro passo para abrir este portal. À medida que a mente se aquieta, uma nova dimensão de percepção se revela. Sensações físicas se tornam mais intensas, pensamentos se dissipam como nuvens, e um campo de energia começa a emergir, envolvendo todo o corpo e conectando-o ao fluxo universal.

O segundo portal é o contato direto com a natureza, um lembrete de que o ser humano é parte inseparável do todo. A natureza não é apenas um cenário; ela é o reflexo vivo das emanações, um espelho que nos devolve a nossa essência energética. Cada árvore, cada rio, cada sopro de vento carrega em si a vibração do universo, convidando-nos a sentir e a harmonizar com o fluxo que permeia todas as coisas.

Caminhar por um bosque, tocar a terra com os pés descalços ou simplesmente observar as estrelas são maneiras de atravessar este portal. Nessas experiências, não apenas nos reconectamos com a energia da natureza, mas também percebemos que ela ressoa com nossas próprias vibrações internas. A troca de energia entre o ser humano e o ambiente natural não é uma via de mão única; é um diálogo constante, um fluxo de emanações que nutre e é nutrido.

O terceiro portal é o ritual pessoal, uma prática intencional que abre um espaço sagrado para interagir com as emanações. O ritual não precisa ser grandioso ou elaborado; sua força está na intenção clara e na atenção plena. Um ritual pode ser tão simples quanto acender uma vela e fazer uma prece, ou tão profundo quanto uma cerimônia estruturada com símbolos e elementos específicos.

Ao criar um ritual, cada detalhe carrega significado. A escolha de objetos, como cristais, velas, ou água, não é aleatória; cada elemento amplifica e direciona as emanações, tornando o espaço mais receptivo à energia universal. O ato de repetir palavras ou gestos com intenção clara cria um campo vibracional que ressoa com as emanações, permitindo que elas fluam livremente e tragam a transformação desejada.

Esses três portais não são caminhos isolados, mas interconectados. A meditação profunda prepara a mente para perceber as emanações, o contato com a natureza reforça a conexão energética, e os rituais pessoais selam essa ligação com intenção consciente. Juntos, eles formam um ciclo contínuo de interação com o campo universal, permitindo que o indivíduo viva em alinhamento com as forças que moldam a existência.

Atravessar esses portais não é apenas um ato de busca; é uma entrega ao mistério das emanações. Não há controle ou garantia do que será encontrado do outro lado, mas há a certeza de que cada experiência enriquece o entendimento e aprofunda a conexão com o fluxo universal. Eles não são um destino final, mas portas sempre abertas, convidando a uma jornada contínua de descoberta e transformação.

As práticas que se desenvolvem ao longo dessa jornada se tornam um guia, não apenas para acessar os portais, mas para viver em harmonia com as emanações no dia a dia. O silêncio interno, a conexão com o mundo natural e os rituais intencionais tornam-se não apenas momentos isolados, mas um modo de ser, uma forma de caminhar pelo mundo com consciência e reverência pelo mistério que o sustenta.

Os portais são uma lembrança de que as emanações não estão distantes ou inacessíveis; elas estão presentes em cada respiração, em cada passo, em cada batida do coração. O verdadeiro segredo está na disposição de abrir-se a elas, de deixar que sua energia flua sem resistência, iluminando o caminho e transformando cada momento em uma expressão do divino.

Cada vez que os portais são atravessados, algo dentro de nós muda. As fronteiras entre o eu e o todo tornam-se menos definidas, revelando uma verdade profunda: não estamos separados do universo, mas somos parte integral de sua dança eterna. A meditação nos conduz ao silêncio onde tudo começa, a natureza nos conecta à sua força criadora, e os rituais nos alinham com o poder transformador das intenções.

Ao explorar os três portais, descobrimos que as emanações estão sempre presentes, esperando apenas que escolhamos acessá-las. É por meio dessas portas que o mistério se desvela, permitindo que toquemos o infinito e nos lembremos de que, no cerne de tudo, somos feitos da mesma energia que sustenta as estrelas.

Capítulo 15
O Poder do Silêncio

O silêncio não é a ausência de som, mas uma dimensão profunda onde as emanações se revelam em sua pureza. É no silêncio que o fluxo energético do universo se torna audível para os sentidos internos, permitindo que a mente, o corpo e o espírito entrem em ressonância com a essência primordial de todas as coisas. O poder do silêncio é absoluto, porque nele reside a chave para compreender o movimento das emanações e o propósito que elas carregam.

Ao contrário do ruído incessante do mundo exterior, o silêncio cria um espaço onde a percepção se expande. Nesse estado, os limites entre o interno e o externo desaparecem, e o indivíduo se torna um com o campo universal. É nesse vazio fértil que as respostas emergem sem esforço, que a intuição se manifesta com clareza e que as emanações fluem livremente, harmonizando as camadas invisíveis que sustentam a existência.

A prática do silêncio não se limita a um ato de calar a voz. Ela envolve aquietar a mente, observar os pensamentos sem se prender a eles e estar plenamente presente no momento. Esse estado de presença cria uma ponte entre o indivíduo e o fluxo universal, permitindo que as emanações se manifestem como insights, visões e sensações sutis.

Sentar-se em silêncio, em um ambiente tranquilo, é um dos atos mais simples e poderosos para acessar essa dimensão. Durante os primeiros momentos, é comum que a mente se encha de pensamentos, tentando preencher o vazio. No entanto, com paciência e entrega, o ruído interno começa a se dissipar, dando lugar a um estado de receptividade onde as emanações podem ser sentidas.

O silêncio é também um portal para a cura. Ele oferece um refúgio onde o corpo e a mente podem se regenerar, liberando tensões acumuladas e restaurando o equilíbrio energético. No silêncio, o ritmo natural do ser se alinha com o ritmo do universo, ativando processos de autotransformação que vão além do que é perceptível.

As tradições espirituais reconhecem o silêncio como um elemento sagrado. No budismo, a meditação em silêncio é uma prática central para alcançar a iluminação. No cristianismo místico, o silêncio é visto como um meio de ouvir a voz de Deus, que fala não com palavras, mas com uma presença que preenche o vazio. No sufismo, o silêncio interior é uma ponte para o divino, uma forma de dissolver o ego e experimentar a unidade com o Todo.

O silêncio também se manifesta em espaços naturais. O som do vento em uma floresta, o murmúrio de um riacho ou o silêncio absoluto de uma noite estrelada não são meras ausências de ruído, mas expressões vivas das emanações. Esses momentos de quietude na natureza são convites para entrar em sintonia com o campo universal, absorvendo suas vibrações de harmonia e equilíbrio.

No cotidiano, cultivar o silêncio pode parecer um desafio, mas é essencial para acessar o poder transformador das emanações. Reservar alguns minutos por dia para estar em silêncio consigo mesmo é um ato de reconexão com a fonte. Esses momentos de pausa não apenas restauram o equilíbrio interno, mas também ampliam a percepção das energias que nos cercam.

O silêncio também tem um papel profundo nas interações humanas. Em uma conversa, a pausa silenciosa entre palavras pode carregar mais significado do que o discurso em si. É nesse espaço que as emanações do outro podem ser sentidas, permitindo uma conexão mais profunda e autêntica. Da mesma forma, o silêncio compartilhado com alguém pode criar um vínculo que transcende a necessidade de palavras.

Para aqueles que buscam aprofundar sua relação com o silêncio, existem práticas específicas que ajudam a cultivar esse estado. Uma delas é a meditação de escuta, onde a atenção é direcionada não aos sons ao redor, mas ao espaço entre eles. Esse exercício revela que o silêncio não é vazio, mas preenchido por uma presença vibrante que conecta todas as coisas.

Outra prática é a caminhada silenciosa. Ao caminhar em um ambiente natural sem falar ou se distrair, a atenção se volta para os detalhes do momento presente: o som dos passos sobre o chão, o toque do vento na pele, a luz do sol filtrada pelas folhas. Essa experiência intensifica a conexão com as emanações que fluem pelo ambiente, criando uma sensação de unidade com o todo.

O poder do silêncio também se estende ao campo interno. É no silêncio interior que as sombras se tornam visíveis, que as emoções reprimidas vêm à tona e que as verdades ocultas são reveladas. Esse processo pode ser desconfortável, mas é essencial para a integração e o equilíbrio. Enfrentar o que emerge no silêncio é um ato de coragem e de entrega ao fluxo universal.

Além disso, o silêncio é uma ferramenta para acessar dimensões mais sutis do ser. Muitos relatos de experiências espirituais profundas ocorreram em momentos de absoluto silêncio, onde o indivíduo se sentiu imerso em uma presença maior, como se tivesse sido envolvido pelas próprias emanações. Esses momentos não são acasos, mas resultados da abertura criada pelo silêncio.

O silêncio não apenas nos conecta ao campo universal, mas também nos lembra de quem somos em nossa essência. Ele dissolve as camadas de condicionamento, medos e distrações, revelando a verdade inabalável de que somos parte do todo. Essa lembrança transforma não apenas a percepção de si mesmo, mas também a maneira como interagimos com o mundo.

Ao reconhecer e cultivar o poder do silêncio, aprendemos que ele não é uma ausência, mas uma presença vibrante. Ele é o espaço onde as emanações podem ser sentidas, onde a intuição se torna clara e onde a transformação ocorre. O silêncio é mais do que um estado; é uma força que nos alinha com o fluxo universal, permitindo que vivamos em harmonia com o mistério que sustenta todas as coisas.

Capítulo 16
Emanações e Emoções

As emoções humanas não são meros estados transitórios ou respostas às circunstâncias externas; elas são expressões vibracionais das emanações que fluem através do ser. Cada emoção carrega uma frequência específica que influencia e é influenciada pelo campo energético universal. Amor, alegria, tristeza, medo, raiva — todos esses estados emocionais são portais para interagir com as emanações, refletindo a complexidade da conexão entre o interior humano e o fluxo cósmico.

As emoções positivas, como gratidão, compaixão e entusiasmo, vibram em frequências mais elevadas, alinhando o campo energético do indivíduo com as emanações mais harmoniosas do universo. Essas vibrações criam um estado de expansão que atrai experiências, pessoas e circunstâncias que ressoam com essa energia. Por outro lado, emoções como culpa, inveja ou desesperança carregam frequências mais densas, criando padrões de retração que podem bloquear o fluxo das emanações e gerar desequilíbrios internos.

No entanto, nenhuma emoção é intrinsecamente boa ou má. Todas elas têm um propósito e um papel no equilíbrio energético do ser. As emoções densas, quando reconhecidas e integradas, servem como sinais de que algo precisa ser transformado ou realinhado. Elas são, na verdade, mensagens das emanações que alertam para o que está fora de sintonia, oferecendo a oportunidade de crescimento e autoconsciência.

A relação entre as emanações e as emoções não é unilateral; elas se influenciam mutuamente. Assim como as emanações moldam o campo emocional, as emoções, por sua vez, alteram a qualidade das emanações que o indivíduo emite. Essa interação cria um ciclo dinâmico, onde cada pensamento e sentimento gerado reverbera no campo energético universal, retornando ao emissor em formas que amplificam ou transformam sua realidade.

Reconhecer esse ciclo é o primeiro passo para acessar o poder transformador das emoções. Em vez de resistir a emoções consideradas negativas, é essencial acolhê-las com curiosidade e compaixão. Sentar-se em silêncio, respirando conscientemente enquanto se observa uma emoção, permite que ela flua e se dissipe sem criar bloqueios. Essa prática simples, mas poderosa, é uma maneira direta de realinhar o campo energético com as emanações universais.

A escrita reflexiva é outra ferramenta valiosa para explorar a conexão entre emoções e emanações. Registrar pensamentos e sentimentos em um momento de intensidade emocional cria um espaço para processar e compreender o que está sendo vivido. Muitas vezes, insights profundos emergem nesse processo, revelando padrões repetitivos e mostrando como certas emoções têm moldado o fluxo energético ao longo do tempo.

Além das práticas internas, a interação com o ambiente também influencia as emoções e o campo energético. Espaços carregados de energia densa podem intensificar sentimentos de ansiedade ou tristeza, enquanto ambientes naturais, com suas emanações puras, tendem a elevar a frequência emocional. Passar tempo na natureza, mesmo que por breves momentos, é uma maneira eficaz de transmutar emoções densas e restaurar a harmonia vibracional.

As práticas respiratórias também desempenham um papel central na regulação das emoções e na harmonização com as emanações. Técnicas como a respiração consciente — onde a atenção é focada na profundidade e no ritmo da respiração — ajudam a dissipar energias densas e a criar um espaço interno de calma e receptividade. Essa prática pode ser realizada em qualquer lugar e é especialmente eficaz em momentos de intensa turbulência emocional.

As emanações que fluem através das emoções também estão profundamente ligadas à memória e ao passado. Experiências emocionais marcantes criam impressões no campo energético, que podem influenciar o presente de maneiras sutis ou óbvias. Reconhecer essas memórias e trabalhar para liberá-las é um passo crucial para quebrar padrões repetitivos que bloqueiam o fluxo das emanações.

A música, os sons e os mantras são aliados poderosos nesse processo de liberação e elevação emocional. Frequências sonoras específicas têm a capacidade de ressoar com o campo emocional, dissolvendo bloqueios e elevando a vibração interna. Ouvir músicas que evocam sentimentos de paz e alegria ou entoar mantras com intenção clara pode criar mudanças significativas no campo energético.

As relações humanas são um reflexo direto da interação entre emoções e emanações. Cada encontro, cada conversa, é uma troca de energia que afeta tanto o emissor quanto o receptor. Relacionamentos saudáveis criam um campo energético que nutre e eleva, enquanto conexões desequilibradas podem drenar ou desestabilizar as emoções. Estar atento a essas dinâmicas é essencial para manter o equilíbrio vibracional.

O amor, em sua forma mais pura, é a frequência emocional que melhor reflete as emanações universais. Ele é expansivo, inclusivo e transformador, alinhando o campo energético do indivíduo com o fluxo harmonioso do cosmos. Cultivar o amor — não apenas pelos outros, mas também por si mesmo — é um dos caminhos mais poderosos para elevar a vibração e interagir conscientemente com as emanações.

Além do amor, a gratidão é uma emoção que amplifica o fluxo energético de maneira significativa. Expressar gratidão, mesmo por pequenos detalhes do cotidiano, cria um campo vibracional que atrai mais experiências positivas e harmoniosas. Esse estado de apreciação sincera é uma forma de alinhar-se com as emanações de abundância que fluem incessantemente pelo universo.

No entanto, as emoções densas não devem ser evitadas ou reprimidas. Elas fazem parte da experiência humana e têm seu próprio propósito no equilíbrio energético. A tristeza, por exemplo, pode ser um convite para introspecção e renovação, enquanto a raiva pode revelar a necessidade de estabelecer limites ou buscar justiça. Honrar essas emoções, sem se apegar a elas, permite que o fluxo das emanações permaneça constante e harmonioso.

A conexão entre emoções e emanações é um lembrete de que cada sentimento vivido é uma oportunidade de crescimento e transformação. Ao abraçar essa relação com consciência, o indivíduo se torna capaz de navegar as flutuações emocionais com mais clareza, utilizando cada experiência como um portal para acessar as energias universais.

As emoções, como as emanações, estão em constante movimento. Elas são a expressão viva do dinamismo do campo energético universal, um reflexo da complexidade e da beleza da existência. Compreender e trabalhar com essa dinâmica é um passo essencial para viver em alinhamento com o fluxo do universo, permitindo que cada emoção, em sua singularidade, revele sua verdade e seu propósito.

Capítulo 17
Alinhamento Pessoal

O alinhamento entre mente, corpo e espírito não é uma aspiração distante, mas uma necessidade fundamental para viver em harmonia com as emanações que moldam a realidade. Esse alinhamento permite que as energias fluam livremente, removendo bloqueios e restaurando a conexão profunda com o campo universal. Ele não é apenas uma condição ideal, mas o estado natural do ser humano, que frequentemente se perde em meio às demandas e distrações do cotidiano.

O corpo físico é o primeiro ponto de contato com as emanações, funcionando como uma âncora para a energia que circula no plano material. Quando o corpo está saudável e em equilíbrio, ele se torna um canal eficiente para o fluxo energético. No entanto, desequilíbrios como tensões musculares, má alimentação ou falta de movimento criam barreiras que impedem as emanações de se manifestarem plenamente.

O cuidado consciente com o corpo é, portanto, uma prática essencial para alcançar o alinhamento. Exercícios como yoga e tai chi são mais do que atividades físicas; eles são movimentos intencionais que harmonizam a energia interna com o fluxo universal. Cada postura, cada movimento, é uma expressão das emanações, conectando o indivíduo a padrões de equilíbrio e harmonia que transcendem o físico.

A alimentação também desempenha um papel crucial no alinhamento pessoal. Os alimentos não são apenas sustento para o corpo, mas também portadores de energia que afetam diretamente o campo vibracional. Alimentos frescos e naturais, como frutas, vegetais e grãos integrais, carregam vibrações mais elevadas, enquanto alimentos processados ou industrializados podem introduzir densidades que desestabilizam o fluxo energético. Comer com atenção plena, reconhecendo a energia que cada alimento traz, transforma o ato de se alimentar em uma prática espiritual.

A mente, por sua vez, é o centro de comando das emanações internas. Pensamentos constantes e caóticos criam ondas de energia que se propagam pelo campo pessoal, influenciando a qualidade das interações com o mundo exterior. Por isso, acalmar a mente é um passo fundamental para o alinhamento. A meditação não apenas silencia o ruído mental, mas também conecta o indivíduo às vibrações mais sutis das emanações, permitindo que a clareza e a intuição emerjam naturalmente.

Além da meditação, práticas como a visualização criativa ajudam a moldar o campo mental e alinhar as intenções com o fluxo universal. Imaginar luzes suaves percorrendo o corpo ou visualizar situações desejadas com detalhes e emoção são maneiras de direcionar as emanações de forma consciente, criando um alinhamento entre o que se pensa, sente e manifesta.

O espírito, como expressão mais sutil do ser, é o elo direto com a fonte primordial das emanações. Conectar-se com essa dimensão exige entrega e confiança no fluxo universal. A oração, a contemplação e o silêncio profundo são práticas que abrem portas para o alinhamento espiritual, permitindo que a energia flua livremente entre o indivíduo e o campo cósmico.

No entanto, o alinhamento pessoal não é apenas uma prática individual; ele também se manifesta nas interações com o ambiente e com os outros. Espaços desordenados ou carregados de energia densa podem dificultar o fluxo das emanações, enquanto ambientes limpos e organizados criam um campo favorável para a harmonia interna. Dedicar tempo para purificar o espaço ao redor, seja com incensos, cristais ou simplesmente abrindo janelas para renovar o ar, é um ato de alinhamento que beneficia tanto o indivíduo quanto o coletivo.

As relações humanas também influenciam diretamente o estado de alinhamento pessoal. Conexões baseadas em respeito, empatia e reciprocidade elevam o campo energético, enquanto interações carregadas de tensão ou negatividade podem criar desequilíbrios. Reconhecer os padrões energéticos em cada relação e fazer escolhas conscientes sobre com quem se conectar é uma forma poderosa de preservar o alinhamento interno.

A respiração consciente é uma prática acessível e transformadora para alinhar as dimensões do ser. A respiração é o fio condutor das emanações, conectando o corpo ao espírito e unificando os ritmos internos com o pulso do universo. Técnicas como a respiração profunda, onde o ar é inspirado lentamente, retido e exalado de forma controlada, ajudam a restaurar a calma e a clareza em momentos de desarmonia.

O alinhamento pessoal também envolve reconhecer e trabalhar os desequilíbrios que surgem ao longo da jornada. Emoções reprimidas, padrões de pensamento negativos ou hábitos prejudiciais são sinais de que algo está fora de sintonia. Abordar esses aspectos com compaixão e determinação é essencial para restaurar o fluxo natural das emanações.

A música, os sons e as frequências também são aliados no processo de alinhamento. Cantar mantras, ouvir músicas que ressoam com estados de paz e alegria, ou simplesmente estar em silêncio enquanto se ouve os sons da natureza são formas de sincronizar as vibrações internas com as emanações do ambiente. Esses momentos de conexão sonora têm o poder de dissolver bloqueios e trazer o indivíduo de volta ao centro.

Quando mente, corpo e espírito estão em alinhamento, o campo energético pessoal se torna claro e receptivo, permitindo que as emanações fluam sem resistência. Esse estado não é apenas de equilíbrio, mas de plenitude, onde cada aspecto do ser trabalha em harmonia com os outros e com o fluxo universal.

O alinhamento pessoal não é um estado fixo, mas um processo contínuo de ajustes e refinamentos. Assim como um instrumento precisa ser afinado regularmente para produzir música harmoniosa, o ser humano deve cuidar constantemente de sua energia para manter a sintonia com as emanações. Esse cuidado não é um fardo, mas uma prática que nutre a alma e fortalece a conexão com o todo.

Viver em alinhamento é mais do que estar em equilíbrio; é sentir-se parte integral do universo, fluindo com suas forças e contribuindo para sua harmonia. Cada pensamento, cada gesto, cada escolha se torna uma expressão do fluxo energético que conecta todas as coisas, criando uma vida que reflete a beleza e a ordem das emanações.

Capítulo 18
O Círculo de Energia

O círculo de energia é uma manifestação poderosa do fluxo das emanações em sua forma coletiva. Ele não é apenas uma metáfora para a interconexão entre os seres, mas uma experiência vibracional tangível que une intenções, frequências e forças em um campo compartilhado. Quando indivíduos se reúnem com propósito e consciência, as emanações de cada um se entrelaçam, criando um vórtice energético capaz de amplificar intenções, curar feridas e transformar realidades.

Os círculos de energia existem em diferentes culturas e tradições ao longo da história. Desde as antigas rodas de tambor dos povos indígenas até os modernos grupos de meditação, o ato de reunir-se em círculo carrega um simbolismo profundo. A forma circular, sem início nem fim, reflete a continuidade e a unidade das emanações, eliminando hierarquias e convidando todos os participantes a se perceberem como iguais dentro do fluxo universal.

Quando pessoas se conectam intencionalmente em um círculo, algo extraordinário ocorre. As emanações individuais não apenas se somam, mas se multiplicam, criando um campo vibracional coletivo que transcende as capacidades de cada membro isoladamente. É como se o círculo fosse uma antena cósmica, sintonizando as energias de todos os presentes com o fluxo universal e amplificando suas intenções para além do plano material.

O círculo de energia não depende do número de participantes, mas da qualidade da conexão entre eles. Dois ou três indivíduos em sintonia podem criar um campo tão poderoso quanto um grupo maior. A chave está na intenção compartilhada e na disposição de abrir-se ao fluxo das emanações, deixando que elas conduzam o encontro com sabedoria e propósito.

Para formar um círculo de energia, é essencial criar um espaço sagrado, um ambiente que favoreça a harmonia e a concentração. Isso pode ser feito em um local natural, como uma clareira na floresta ou à beira de um rio, ou em um espaço interno preparado com elementos simbólicos como velas, cristais e incensos. O objetivo é criar um campo vibracional que apoie o alinhamento com as emanações.

Antes de iniciar o círculo, é importante que cada participante entre em estado de presença. Respirações profundas e conscientes ajudam a acalmar a mente e a conectar o corpo com o fluxo energético. Alguns grupos começam o círculo com uma breve meditação ou oração, estabelecendo a intenção coletiva e harmonizando as frequências individuais com o campo do grupo.

Uma prática comum em círculos de energia é o ato de segurar as mãos ou criar uma ligação simbólica entre os membros. Esse gesto físico ou intencional representa a união das emanações, permitindo que o fluxo de energia circule livremente pelo grupo. Durante essa conexão, muitos relatam sentir uma onda de calor, formigamento ou leveza, sinais de que o campo energético do círculo está se ativando.

O círculo pode ser usado para diferentes propósitos, desde a cura energética até a manifestação de intenções ou a busca de clareza espiritual. Quando o objetivo é a cura, as emanações do grupo se concentram em um membro específico ou em uma situação, envolvendo-o em um campo de amor e luz que restaura o equilíbrio. Para a manifestação de intenções, o grupo visualiza e sente coletivamente o resultado desejado, enviando essa vibração ao campo universal.

O círculo de energia também é um espaço para troca e aprendizado. Durante o encontro, os participantes podem compartilhar insights, experiências e intuições, enriquecendo o campo vibracional com suas perspectivas únicas. Essa troca não apenas fortalece o círculo, mas também promove o crescimento individual, permitindo que cada membro acesse aspectos das emanações que talvez não percebessem sozinhos.

Um aspecto fundamental do círculo é o respeito mútuo e a escuta atenta. Quando todos os presentes têm a oportunidade de expressar-se sem interrupções ou julgamentos, o campo vibracional se torna mais forte e inclusivo. Essa prática de escuta profunda é uma expressão direta do fluxo das emanações, que conecta todos os seres em uma rede de reciprocidade e compreensão.

Além de ser uma experiência transformadora para os participantes, o círculo de energia impacta o ambiente ao seu redor. As vibrações geradas pelo grupo se expandem além do espaço físico, influenciando pessoas, lugares e situações que estão em sintonia com sua frequência. É como lançar uma pedra em um lago: as ondas criadas se propagam muito além do ponto de impacto inicial.

O círculo também serve como um lembrete poderoso de que não estamos sozinhos em nossa jornada. Ele nos conecta a algo maior do que nós mesmos, revelando que as emanações fluem não apenas dentro de cada indivíduo, mas entre todos os seres. Essa percepção de unidade transforma a maneira como nos relacionamos com os outros e com o mundo, convidando-nos a viver com mais empatia, compaixão e propósito.

Mesmo fora dos encontros formais, a energia do círculo pode ser carregada para o dia a dia. Os participantes frequentemente relatam sentir-se mais equilibrados, inspirados e conectados após a experiência, como se o campo energético coletivo continuasse a sustentá-los mesmo quando estão sozinhos. Isso ocorre porque o círculo ativa aspectos do campo pessoal que ressoam com as emanações universais, criando um alinhamento que persiste além do momento presente.

A prática de formar círculos de energia é mais do que uma atividade espiritual; é uma forma de alinhar o coletivo com o fluxo universal, contribuindo para a harmonia e o equilíbrio do todo. Ao unir intenções, vozes e vibrações, o círculo torna-se um reflexo do cosmos em miniatura, uma lembrança de que cada um de nós é uma expressão única das emanações, mas que juntos somos parte de um todo maior.

    A verdadeira força do círculo de energia está na sua simplicidade e profundidade. Ele não exige estruturas complexas ou conhecimentos avançados, apenas a disposição de estar presente e abrir-se ao mistério do universo. Quando o círculo é formado com coração e intenção, ele se torna um espaço sagrado onde as emanações fluem livremente, transformando não apenas aqueles que participam, mas também o mundo ao seu redor.

Capítulo 19
A Dança das Emanações

As emanações não são estáticas; elas estão em constante movimento, uma dança eterna que permeia tudo o que existe. Cada vibração, cada pulsação, cada transformação é um reflexo dessa dança universal. O universo inteiro, desde o movimento dos astros até o mais ínfimo átomo, participa dessa coreografia cósmica, uma interação de forças que criam, transformam e renovam continuamente a realidade.

No corpo humano, a dança das emanações é percebida como ciclos de energia que se alternam entre expansão e contração, como o ritmo da respiração ou o batimento do coração. Esses movimentos internos não são independentes; eles estão sincronizados com as forças maiores que regem o cosmos. A cada instante, o corpo reage às emanações que fluem do ambiente, ajustando-se ao ritmo natural do universo.

Esses movimentos não são apenas físicos. No plano emocional, a dança das emanações se manifesta nas flutuações de sentimentos e estados de espírito. Alegria, tristeza, esperança e dúvida são passos dessa dança interna, cada uma trazendo uma vibração única que reflete o momento presente. Quando permitimos que essas emoções fluam livremente, sem resistência, elas se integram ao ritmo universal, trazendo equilíbrio e clareza.

No plano mental, a dança das emanações é percebida como um fluxo de pensamentos, ideias e insights. Assim como as ondas do mar, os pensamentos vêm e vão, às vezes suaves, às vezes intensos, mas sempre em movimento. Reconhecer esse fluxo é o primeiro passo para alinhar a mente com as emanações, permitindo que os pensamentos sejam uma expressão da harmonia universal em vez de uma fonte de desordem interna.

No plano espiritual, a dança das emanações é a mais sutil e a mais poderosa. Ela é o pulso do universo que ressoa dentro de cada ser, uma força que nos conecta à fonte primordial. Essa dança é percebida como uma sensação de unidade, de estar em fluxo com algo maior do que nós mesmos. É nesse estado que a verdadeira transformação ocorre, quando o ego se dissolve e o ser se torna uma expressão pura das emanações.

Praticar a sintonia com essa dança é essencial para viver em harmonia com o fluxo universal. Uma das formas mais diretas de fazer isso é por meio do movimento consciente. Atividades como a dança espontânea, onde o corpo se move livremente ao ritmo de uma música ou ao som do silêncio, são uma maneira poderosa de se conectar ao fluxo das emanações. Esse tipo de movimento não segue padrões ou regras, mas permite que o corpo expresse o que as emanações estão comunicando no momento.

Outro caminho é a prática de respirações rítmicas, onde a inspiração e a expiração seguem um padrão consciente que ressoa com os ciclos naturais do corpo. Essa técnica não apenas alinha o ritmo interno com as emanações, mas também cria um espaço de calma e clareza, permitindo que o indivíduo perceba a dança sutil que ocorre ao seu redor.

Na natureza, a dança das emanações é visível em todos os lugares. O balançar das árvores ao vento, o fluxo de um rio, o movimento das nuvens no céu — todos esses fenômenos são expressões do movimento constante das forças universais. Observar e sintonizar-se com esses movimentos é uma prática de profunda conexão, uma forma de aprender com o ritmo natural do universo e integrá-lo à própria vida.

Essa dança não é apenas externa. Ela ocorre dentro de cada célula do corpo, em cada pulsação do sangue, em cada troca de energia entre os sistemas internos. Mesmo os momentos de aparente imobilidade estão repletos de movimento invisível, como o crescimento de uma planta ou o fluxo de energia entre as partículas que compõem a matéria. Reconhecer esse movimento interno é uma forma de honrar o milagre da existência e de alinhar-se com o fluxo universal.

A dança das emanações também é um convite à criatividade. Quando nos permitimos criar, seja por meio da arte, da música ou da escrita, estamos participando ativamente dessa coreografia cósmica. Cada pincelada, cada nota, cada palavra é uma expressão das emanações que fluem através de nós, uma forma de trazer o invisível ao mundo visível.

Essa conexão criativa não precisa ser grandiosa; ela pode se manifestar nas pequenas ações do cotidiano. Cozinhar uma refeição, arrumar um espaço ou cuidar de uma planta são formas de participar da dança das emanações, trazendo intenção e consciência a cada gesto. Quando essas ações são realizadas com presença e gratidão, elas se tornam momentos de alinhamento com o fluxo universal.

No nível coletivo, a dança das emanações se manifesta em movimentos sociais, culturais e espirituais. Quando grupos de pessoas se reúnem com propósito, suas energias se entrelaçam, criando padrões vibracionais que ressoam com o campo universal. Esses padrões podem gerar mudanças significativas, transformando a realidade em grande escala.

Reconhecer a dança das emanações é também um convite à aceitação. Nem todos os movimentos são suaves ou agradáveis; às vezes, a vida nos conduz por caminhos de dor ou desafio. No entanto, mesmo nesses momentos, as emanações estão presentes, guiando-nos em direção ao crescimento e à transformação. Aceitar esses movimentos como parte do fluxo universal é uma forma de encontrar paz em meio à incerteza.

A dança das emanações não tem início nem fim; ela é eterna, um ciclo contínuo de criação, transformação e renovação. Participar dessa dança é um ato de coragem e entrega, um reconhecimento de que somos tanto os dançarinos quanto a própria dança. Ao alinhar-se com esse movimento, descobrimos que a vida não é algo a ser controlado, mas algo a ser vivido em sua plenitude, com presença e reverência.

No centro dessa dança, encontramos a verdade essencial: que somos parte de um todo maior, conectados por forças que transcendem o tempo e o espaço. Ao abraçar essa verdade, permitimos que as emanações fluam livremente através de nós, transformando cada momento em uma expressão de harmonia e beleza. A dança das emanações não é apenas um movimento; é a essência da vida, uma celebração eterna do mistério que nos conecta a tudo o que existe.

Capítulo 20
A Jornada Interior

A verdadeira jornada nunca é uma travessia externa, mas um mergulho profundo nas paisagens ocultas do próprio ser. As emanações, em sua dança infinita, oferecem guias para essa jornada, revelando caminhos internos que levam à compreensão de quem somos, de onde viemos e do propósito que nos impulsiona. Esse movimento para dentro não é apenas um ato de introspecção; é uma exploração do campo energético pessoal e do vasto tecido das emanações que conecta o indivíduo ao universo.

A jornada interior começa com a escuta silenciosa, um momento de pausa para perceber o que se move por trás da mente agitada e das emoções turbulentas. Neste espaço de quietude, as emanações começam a se manifestar como sensações, intuições e vislumbres de uma verdade maior. Cada passo nessa jornada é um convite para abandonar as distrações do mundo externo e voltar-se para a fonte interna, onde as respostas esperam em silêncio.

Os padrões internos que moldam a vida cotidiana são muitas vezes invisíveis, mas profundamente influentes. Eles podem ser memórias, crenças ou emoções que se alojaram no campo energético, criando bloqueios ou limitações. A jornada interior é uma oportunidade de identificar e transmutar esses padrões, permitindo que as emanações fluam livremente e revelem o potencial inexplorado que reside em cada ser.

As ferramentas para essa jornada são simples, mas poderosas. A meditação é um dos caminhos mais eficazes para explorar as paisagens internas. Ao sentar-se em silêncio e observar os pensamentos sem julgamento, o indivíduo começa a perceber o que realmente move seu campo energético. Muitas vezes, essa prática revela camadas de emoções não resolvidas ou crenças que não estão alinhadas com o fluxo universal.

A escrita reflexiva é outra prática essencial para a jornada interior. Ao registrar pensamentos, sentimentos e insights, o indivíduo cria um mapa energético de sua experiência. Essa prática ajuda a identificar padrões recorrentes e a trazer à luz aspectos do ser que estavam escondidos. A escrita torna-se, assim, um diálogo com as emanações internas, permitindo que o fluxo energético se torne mais claro e coerente.

A visualização é uma ferramenta que conecta a mente consciente ao campo sutil das emanações. Imaginar um caminho iluminado que leva a um espaço interno de paz e sabedoria é uma prática que pode revelar insights profundos. Nesse espaço, é possível encontrar símbolos, guias ou sensações que oferecem orientação para questões específicas ou para a vida como um todo.

Durante a jornada interior, o indivíduo frequentemente encontra desafios que se manifestam como resistências, medos ou incertezas. Esses obstáculos não são barreiras, mas convites para aprofundar a conexão com as emanações. Cada medo enfrentado, cada resistência superada, fortalece o campo energético e abre novas possibilidades de crescimento.

A jornada interior também é um caminho de autocompaixão. Reconhecer as próprias sombras, os erros e as limitações sem julgamento é essencial para integrar todas as partes do ser. Essa aceitação incondicional permite que o fluxo das emanações penetre nas áreas mais densas do campo energético, transformando-as e trazendo equilíbrio.

As emanações, em sua sabedoria infinita, também se manifestam como sincronicidades ao longo da jornada. Pessoas, eventos e situações surgem como espelhos que refletem o estado interno do indivíduo. Reconhecer essas manifestações e aceitá-las como parte do fluxo universal é um passo importante para avançar na jornada com clareza e propósito.

A natureza é uma aliada poderosa na jornada interior. Estar em um espaço natural ajuda a silenciar o ruído interno e a conectar-se ao ritmo das emanações universais. Caminhar em uma floresta, sentar-se à beira de um rio ou simplesmente observar o céu noturno são práticas que ampliam a percepção e aprofundam a experiência da jornada.

Embora a jornada interior seja profundamente pessoal, ela também é uma parte essencial da conexão com o todo. Cada insight, cada transformação interna reverbera no campo energético coletivo, contribuindo para o equilíbrio universal. Ao alinhar-se com as emanações internas, o indivíduo se torna um canal para a harmonia e a luz no mundo externo.

Essa jornada nunca é linear. Ela se desenrola em espirais, levando o indivíduo a revisitar experiências e padrões sob novas perspectivas. Cada ciclo aprofunda o entendimento e aproxima o ser de sua essência, onde as emanações fluem sem obstruções e revelam a unidade com o cosmos.

Ao longo da jornada, práticas como a gratidão e o perdão ajudam a liberar o que já não serve e a abrir espaço para novas energias. A gratidão, em particular, é uma força transformadora que eleva o campo energético e cria um alinhamento com as vibrações mais altas das emanações.

O destino dessa jornada não é um lugar ou um estado final, mas a própria caminhada. Cada passo, cada respiração, cada momento de introspecção é uma expressão das emanações, uma dança contínua entre o eu e o universo. Ao abraçar essa verdade, o indivíduo descobre que a jornada interior é, na verdade, um retorno à sua essência, ao ponto onde o fluxo das emanações começa e nunca termina.

No silêncio profundo do ser, onde todas as perguntas encontram respostas e todas as buscas cessam, reside a essência das emanações. Essa jornada é uma oportunidade de lembrar que, no cerne de tudo, somos energia em movimento, parte de um mistério maior que nos conecta a tudo o que existe. Ao percorrer esse caminho, o indivíduo não apenas se transforma, mas também se torna uma expressão viva do fluxo universal, um testemunho da beleza e do poder das emanações.

Capítulo 21
Símbolos Universais

Os símbolos universais são portais que transcendem o tempo e o espaço, conectando o ser humano às emanações que moldam a existência. Em sua simplicidade e profundidade, os símbolos carregam camadas de significados que ressoam não apenas no nível consciente, mas também nas dimensões mais sutis do ser. Eles são expressões codificadas do fluxo universal, projetadas para transmitir verdades inefáveis e despertar a conexão com o Todo.

Culturas ao redor do mundo reconhecem a força dos símbolos universais e sua capacidade de condensar as emanações em formas compreensíveis. Desde a espiral, que representa os ciclos infinitos da vida, até a flor da vida, que reflete a estrutura do universo, cada símbolo atua como uma ponte entre o visível e o invisível, entre o material e o espiritual.

A espiral, uma das formas mais antigas e reverenciadas, é uma expressão do movimento contínuo das emanações. Observada em conchas, galáxias e padrões naturais, ela simboliza a expansão e a contração, a eterna dança entre o começo e o retorno. Meditar sobre a espiral é entrar em sintonia com o fluxo energético que percorre todas as coisas, reconhecendo que a jornada externa é também uma jornada interior.

A flor da vida, composta por círculos interligados, é outro símbolo universal de grande poder. Ela representa a interconexão de todas as formas de existência e a geometria subjacente que sustenta o cosmos. Cada linha e interseção contém as emanações em sua forma mais pura, revelando que a ordem e a harmonia estão presentes em cada aspecto da criação.

O infinito, frequentemente representado pelo símbolo do oito deitado, é um lembrete de que as emanações não têm começo nem fim. Ele encapsula o conceito de eternidade e o fluxo ininterrupto de energia que conecta todos os seres. Contemplar o símbolo do infinito é alinhar-se com essa continuidade, reconhecendo que tudo o que existe faz parte de um ciclo maior e perpétuo.

As culturas antigas também atribuíram grande importância aos símbolos como ferramentas de conexão com as emanações. Na tradição egípcia, o ankh simboliza a vida eterna e o poder regenerador das forças universais. Nos sistemas esotéricos ocidentais, o pentagrama representa a integração dos elementos com o espírito, enquanto na tradição hindu, o símbolo do Om encapsula o som primordial que deu origem a todas as coisas.

Esses símbolos não são apenas representações visuais; eles carregam frequências que ressoam diretamente com o campo energético de quem os contempla. Por isso, trabalhar com símbolos universais é uma prática poderosa para alinhar-se com as emanações. Um simples ato de desenhar, visualizar ou meditar sobre um símbolo pode trazer equilíbrio, clareza e expansão.

A interpretação dos símbolos varia de acordo com a experiência e a percepção individual, mas sua essência permanece universal. Ao contemplar um símbolo, cada pessoa se conecta a um aspecto específico das emanações que ressoa com sua jornada atual. Essa interação pessoal transforma o símbolo em um canal único de autoconhecimento e transformação.

Além de sua aplicação individual, os símbolos universais também são usados para proteger, purificar e intensificar energias em espaços e objetos. A colocação de um símbolo em um altar, por exemplo, cria um ponto focal para as emanações, amplificando a intenção do espaço sagrado. Da mesma forma, carregar um amuleto ou talismã com um símbolo gravado é uma maneira de manter essa conexão energética durante o dia.

A prática de criar símbolos pessoais também é uma extensão natural do trabalho com os símbolos universais. Desenhar ou imaginar formas que representem aspectos específicos da jornada espiritual é uma forma de personalizar a interação com as emanações. Esses símbolos únicos podem ser usados em meditações, rituais ou simplesmente como lembretes visuais de intenção e propósito.

Os símbolos também desempenham um papel essencial na comunicação das emanações através de sonhos e intuições. Muitas vezes, imagens simbólicas surgem nesses estados, oferecendo mensagens que transcendem as palavras. Reconhecer e interpretar esses símbolos é uma forma de acessar o fluxo universal e compreender os direcionamentos que ele oferece.

Na prática meditativa, os símbolos universais podem servir como âncoras de foco. Visualizar um símbolo enquanto respira profundamente ajuda a silenciar a mente e a sintonizar-se com as vibrações sutis que ele carrega. Esse exercício não apenas fortalece a conexão com as emanações, mas também expande a consciência para além do imediato, abrindo espaço para insights e clareza.

Os símbolos estão presentes não apenas em formas visíveis, mas também nos padrões da natureza e na arquitetura do universo. A geometria sagrada, que permeia tudo desde a estrutura dos cristais até a organização das galáxias, é uma expressão das emanações em sua forma mais ordenada. Trabalhar com essas formas é uma maneira de harmonizar-se com o fluxo universal e integrar seus princípios na vida cotidiana.

Os símbolos universais não são apenas representações estáticas; eles estão vivos, pulsando com as emanações que moldam a existência. Cada vez que interagimos com um símbolo, criamos uma conexão direta com o mistério que ele representa, permitindo que sua energia transforme e ilumine nossa jornada.

Reconhecer os símbolos como portais para as emanações é um passo importante para viver em sintonia com o fluxo universal. Eles nos lembram de que o visível e o invisível estão interligados, e que, ao explorar suas formas e significados, podemos acessar dimensões mais profundas de nós mesmos e do cosmos. Essa interação nos convida a participar ativamente da dança das emanações, transformando cada momento em uma celebração da unidade que nos conecta a tudo.

Capítulo 22
Rituais e Cerimônias

Os rituais e as cerimônias são expressões vivas da interação humana com as emanações. Eles são mais do que atos simbólicos; são manifestações concretas de intenções profundas que moldam o campo energético e conectam o indivíduo às forças universais. Cada gesto, cada palavra, cada objeto utilizado em um ritual carrega a energia das emanações, atuando como um elo entre o visível e o invisível.

Desde tempos imemoriais, os rituais têm sido usados para celebrar, curar, transformar e alinhar as energias internas com o fluxo cósmico. Povos antigos compreendiam que os atos ritualísticos criavam um espaço sagrado onde as emanações podiam ser invocadas, dirigidas e harmonizadas. Eles sabiam que, ao envolver o corpo, a mente e o espírito em um propósito unificado, era possível alterar não apenas o estado interno, mas também a realidade ao redor.

O poder de um ritual está na intenção que o guia. Antes mesmo de acender uma vela ou traçar um símbolo, é a clareza da intenção que dá vida ao ritual. Essa intenção é como uma semente plantada no campo energético, e o ritual é o ato de nutri-la com a energia necessária para que ela cresça e floresça. Sem uma intenção clara, o ritual perde seu propósito e se torna vazio.

Os elementos utilizados em rituais são mais do que objetos; eles são extensões das emanações que representam. A terra, representada por cristais, pedras ou ervas, simboliza a estabilidade e o sustento. A água, presente em recipientes ou fluindo em rios, reflete a purificação e o fluxo. O fogo, através de velas ou tochas, expressa transformação e iluminação. O ar, simbolizado pelo incenso ou pelo sopro consciente, evoca o movimento e a inspiração. Por fim, o éter, o quinto elemento, é o campo energético invisível que une e dá vida a todos os outros.

Criar um espaço sagrado é o primeiro passo para realizar um ritual eficaz. Esse espaço não precisa ser grandioso; pode ser um canto tranquilo da casa ou uma área ao ar livre cercada pela natureza. O importante é que ele seja preparado com intenção e cuidado, purificado e dedicado ao propósito do ritual. A limpeza energética do espaço, seja com incensos, ervas ou sons, é fundamental para remover influências externas e criar um campo vibracional puro.

A escolha dos objetos simbólicos é guiada tanto pela tradição quanto pela intuição. Cada pessoa é livre para adaptar os elementos às suas próprias necessidades e conexões pessoais. Um cristal que ressoe com a energia desejada, uma vela cuja cor represente a intenção do ritual, ou mesmo um objeto significativo carregado de memórias podem ser incorporados. Esses elementos se tornam âncoras das emanações, focos que direcionam a energia durante o ritual.

Os gestos e palavras usados em cerimônias são mais do que movimentos ou sons; eles são canais que moldam e amplificam o fluxo das emanações. A repetição de mantras, orações ou cânticos cria uma ressonância que eleva o campo vibracional e intensifica a conexão com o plano universal. Gestos como erguer as mãos ao céu, traçar círculos ou simplesmente manter as palmas abertas são formas de alinhar o corpo com o fluxo energético do ritual.

As fases de um ritual também refletem os ciclos das emanações. O início é marcado pela abertura do espaço sagrado, uma convocação das forças universais para que estejam presentes e participem. O momento central do ritual é a manifestação da intenção, onde a energia é direcionada e transformada. O encerramento, por sua vez, é o ato de liberar as emanações, agradecendo sua presença e permitindo que elas sigam seu curso natural.

Os rituais podem ser realizados individualmente ou em grupo. No contexto individual, eles são momentos de introspecção e conexão profunda com o campo pessoal. Já em grupo, os rituais criam um campo coletivo poderoso, onde as emanações de cada participante se entrelaçam e amplificam mutuamente. Em ambos os casos, o impacto do ritual não se limita ao momento em que ele é realizado, mas se estende para além do tempo e do espaço, influenciando o campo energético de formas sutis e duradouras.

Um exemplo prático de ritual é o de purificação. Ele pode ser realizado com o uso de ervas, como sálvia ou alecrim, queimadas para limpar o ambiente e o campo energético. Durante o ritual, a pessoa pode visualizar as emanações densas sendo dissolvidas e substituídas por uma luz vibrante e pura. Esse tipo de prática é especialmente útil para remover bloqueios e criar um estado de equilíbrio e clareza.

Outro ritual comum é o de manifestação de intenções. Nesse caso, o foco está em visualizar o objetivo desejado como já realizado, enquanto se utiliza símbolos, velas ou cristais para ancorar essa visão no campo energético. A repetição de afirmações ou orações durante o ritual ajuda a alinhar a mente e o coração com a vibração da intenção, tornando-a uma parte ativa do fluxo universal.

As cerimônias sazonais também são práticas poderosas que conectam o indivíduo aos ciclos naturais das emanações. Celebrações como o solstício, o equinócio ou as fases da lua não são apenas marcadores de tempo, mas momentos em que as energias do universo estão especialmente concentradas e acessíveis. Participar dessas cerimônias é uma forma de honrar a conexão com o todo e de sincronizar-se com os ritmos naturais.

Rituais de cura são outro aspecto essencial do trabalho com as emanações. Eles podem incluir a imposição de mãos, o uso de sons curativos ou a criação de mandalas energéticas. Nesses momentos, as emanações são direcionadas para restaurar o equilíbrio do corpo, da mente ou do espírito, promovendo a regeneração e a harmonia.

Ao realizar rituais e cerimônias, é importante lembrar que eles não são apenas atos externos, mas experiências internas de transformação. O verdadeiro poder de um ritual não está nos objetos ou gestos, mas na intenção e na presença com que ele é realizado. Quando nos entregamos completamente ao momento, permitimos que as emanações fluam livremente, trazendo clareza, cura e alinhamento.

Os rituais e cerimônias nos convidam a viver de forma consciente, a reconhecer a sacralidade do cotidiano e a participar ativamente do fluxo universal. Cada ato ritualístico é uma celebração das emanações, uma oportunidade de se conectar com o mistério que permeia todas as coisas e de transformar a própria vida em uma expressão da harmonia cósmica.

Capítulo 23
A Geometria Sagrada

A geometria sagrada é o alicerce invisível que sustenta o universo, uma linguagem universal através da qual as emanações se expressam. Ela não é apenas um conjunto de formas e proporções; é uma manifestação do equilíbrio perfeito que conecta o microcosmo ao macrocosmo. Cada linha, curva e ângulo contém uma vibração específica, ressoando com as forças que moldam a realidade e revelando padrões eternos que transcendem o tempo e o espaço.

Desde a antiguidade, a humanidade tem observado a geometria sagrada em todas as esferas da existência. Nas formas espirais de conchas marinhas, na simetria das pétalas de uma flor, nos padrões das colmeias e na estrutura cristalina dos minerais, as emanações tomam forma, comunicando harmonia e perfeição. Essas formas não apenas refletem beleza, mas também carregam a energia primordial que estrutura a criação.

Um dos símbolos mais universais da geometria sagrada é o círculo. Representando a unidade, a eternidade e o ciclo infinito, o círculo é o ponto de partida para muitas outras formas sagradas. Ele não tem início nem fim, simbolizando a natureza contínua das emanações. Em rituais, meditações ou simples contemplações, o círculo é um portal para alinhar-se com o fluxo universal e experimentar a totalidade do ser.

Outro exemplo fundamental é o triângulo, que representa equilíbrio e ascensão. Com três lados conectados, ele evoca a tríade universal: corpo, mente e espírito; criação, preservação e transformação; passado, presente e futuro. No triângulo, as emanações encontram um canal para elevar a consciência e revelar os padrões mais elevados de harmonia.

A flor da vida é uma das representações mais completas da geometria sagrada, composta por círculos entrelaçados que formam padrões intricados e perfeitos. Essa figura é encontrada em diversas culturas e épocas, sendo reconhecida como o mapa da criação. Ela simboliza a interconexão de todas as coisas e o tecido energético que une o universo. Meditar sobre a flor da vida é acessar as emanações em sua forma mais pura, permitindo que elas revelem a ordem subjacente da existência.

A proporção áurea, ou número dourado, é outro aspecto fascinante da geometria sagrada. Essa razão, encontrada em tudo, desde o crescimento das plantas até as proporções do corpo humano, é uma expressão direta das emanações. Ela reflete o equilíbrio dinâmico entre expansão e contração, um ritmo que permeia a criação. Trabalhar com a proporção áurea em práticas artísticas, arquitetônicas ou espirituais é uma forma de alinhar-se com o fluxo natural das energias universais.

A geometria sagrada não se limita a formas visíveis; ela também está presente em frequências sonoras e padrões vibracionais. Experimentos com ondas sonoras em superfícies como água ou areia revelam que determinadas frequências criam formas geométricas perfeitas, demonstrando que som e geometria são expressões complementares das emanações. Essa descoberta reforça a ideia de que tudo no universo está conectado por padrões subjacentes de harmonia.

Praticar a conexão com a geometria sagrada é uma forma poderosa de alinhar-se com as emanações. Isso pode ser feito através da contemplação de formas geométricas, da criação de desenhos ou mandalas, ou da construção de estruturas que incorporem esses padrões. Cada ato de interação com a geometria sagrada é um convite para se sintonizar com a harmonia universal e trazer equilíbrio ao campo energético.

A construção de mandalas é uma prática especialmente eficaz para trabalhar com a geometria sagrada. Essas representações circulares, frequentemente compostas por formas simétricas, são ferramentas para focar a mente, equilibrar as emoções e acessar níveis mais profundos de consciência. Criar uma mandala com intenção clara permite que as emanações fluam através de sua construção, transformando-a em um canal de energia e um reflexo do cosmos.

Além de sua aplicação individual, a geometria sagrada também é usada para criar espaços sagrados que amplificam e direcionam as emanações. Desde templos antigos até catedrais modernas, a arquitetura sagrada utiliza proporções geométricas para alinhar os ambientes com as forças universais. Esses espaços não apenas abrigam atividades espirituais, mas também vibram em sintonia com o fluxo das emanações, criando campos de energia que inspiram e transformam aqueles que os visitam.

Na natureza, a geometria sagrada pode ser observada nos fractais, padrões que se repetem em diferentes escalas, como nos galhos de uma árvore ou nos veios de uma folha. Esses padrões refletem a estrutura intrínseca das emanações, demonstrando que a ordem e a harmonia estão presentes mesmo nos níveis mais sutis da criação. Contemplar esses padrões naturais é uma forma de se conectar ao fluxo universal e de reconhecer a presença das emanações em todas as coisas.

A geometria sagrada também é uma ferramenta para manifestar intenções. Desenhar formas geométricas específicas enquanto se concentra em um objetivo ou desejo é uma maneira de direcionar as emanações para a realização dessa intenção. Esses desenhos, muitas vezes chamados de sigilos, atuam como âncoras energéticas, ajudando a alinhar o campo pessoal com as forças universais que apoiam a manifestação.

As formas geométricas são mais do que figuras estáticas; elas estão vivas, pulsando com as emanações que moldam a realidade. Cada vez que interagimos com a geometria sagrada, seja através de contemplação, criação ou observação, nos tornamos parte de sua dança eterna. Essa interação nos lembra que somos tanto criadores quanto participantes no fluxo das emanações, conectados a um padrão maior de harmonia e beleza.

Trabalhar com a geometria sagrada não é apenas uma prática espiritual; é um ato de lembrar nossa conexão intrínseca com o cosmos. Ao reconhecer os padrões que sustentam a criação, nos alinhamos com as forças que governam a existência e nos tornamos cocriadores de uma realidade mais equilibrada e consciente. A geometria sagrada é, portanto, um convite para viver em harmonia com o universo, honrando a perfeição que permeia todas as coisas e participando ativamente da dança das emanações.

Capítulo 24
A Energia dos Elementos

A energia dos elementos é a essência das emanações em sua manifestação mais primária. Terra, água, fogo, ar e éter não são apenas componentes do mundo físico; eles são expressões vibracionais que sustentam toda a existência. Cada elemento carrega qualidades específicas que se entrelaçam em um fluxo dinâmico, criando o equilíbrio necessário para a vida. Reconhecer, honrar e trabalhar com os elementos é uma forma direta de sintonizar-se com o campo universal e acessar as emanações em sua pureza primordial.

A terra é o fundamento, o alicerce que sustenta o corpo e a matéria. Suas emanações são densas e estáveis, proporcionando segurança, nutrição e estrutura. Sentir o solo sob os pés descalços ou tocar a textura áspera de uma pedra é conectar-se às vibrações profundas da terra, que oferecem força e resiliência. Trabalhar com esse elemento envolve enraizar-se, equilibrar as energias instáveis e cultivar a estabilidade necessária para o crescimento.

A água é o elemento do fluxo e da transformação. Suas emanações são flexíveis e adaptáveis, fluindo ao redor dos obstáculos sem perder sua essência. A água reflete a capacidade de purificar, de dissolver o velho para dar espaço ao novo. Sentar-se à beira de um rio ou ouvir o som das ondas é abrir-se ao poder renovador desse elemento. Trabalhar com a água envolve liberar bloqueios emocionais, aceitar mudanças e permitir que a vida siga seu curso natural.

O fogo é a chama da criação e da destruição, o elemento que transforma energia em movimento. Suas emanações são intensas e expansivas, trazendo luz, calor e vitalidade. O fogo representa a paixão, a vontade e o poder de manifestar intenções. Contemplar a chama de uma vela ou sentir o calor do sol é entrar em contato com a energia criativa e transformadora do fogo. Trabalhar com esse elemento é um convite à ação, à coragem e à renovação através da transmutação.

O ar é o portador das emanações mais sutis, o elemento do pensamento e da comunicação. Suas vibrações são leves e expansivas, conectando tudo através do movimento invisível. O ar é o sopro da vida, o ritmo da respiração que nos liga ao presente. Sentir o vento no rosto ou observar as nuvens em movimento é sintonizar-se com a energia fluida e inspiradora do ar. Trabalhar com esse elemento é uma prática de clareza mental, criatividade e abertura ao novo.

O éter, ou quintessência, é o elemento que transcende os demais, unindo-os em um campo vibracional unificado. Suas emanações são sutis e onipresentes, representando o espaço que permite a manifestação de todas as coisas. O éter é o vazio fértil, a matriz onde as possibilidades infinitas se encontram. Trabalhar com o éter é um ato de contemplação e entrega, um mergulho no mistério que sustenta o universo.

A interação com os elementos não é apenas simbólica; ela é profundamente prática e transformadora. Cada elemento oferece ferramentas para harmonizar as energias internas e externas, permitindo que o fluxo das emanações se alinhe com o propósito individual e coletivo.

Para conectar-se à terra, práticas como caminhar descalço, cultivar um jardim ou meditar com cristais são formas eficazes de absorver suas emanações estabilizadoras. Essas atividades ajudam a liberar tensões e a fortalecer o enraizamento, trazendo equilíbrio e presença ao campo energético.

A água pode ser acessada através de rituais de purificação, como banhos energéticos ou o uso de água corrente para lavar simbolicamente aquilo que não serve mais. Esses atos renovam o campo emocional, criando espaço para a serenidade e a fluidez.

O fogo encontra expressão em práticas como acender velas com intenções claras ou queimar ervas para limpar energias densas. Sua energia transformadora é um lembrete do poder de renascer das cinzas, de transmutar o que está estagnado em força vital.

O ar pode ser trabalhado através de exercícios respiratórios conscientes, como pranayamas, que regulam e elevam a vibração interna. A escrita e a expressão verbal também são formas de honrar o ar, utilizando palavras como ferramentas para manifestar e compartilhar as emanações.

O éter, por sua vez, é acessado no silêncio e na meditação profunda, onde as emanações se revelam em sua forma mais pura. Criar um espaço sagrado para contemplação ou simplesmente permitir-se estar em presença total é uma forma de conectar-se com o elemento que une e transcende todos os outros.

Os elementos não apenas habitam o mundo externo, mas também se refletem no ser humano. A terra está nos ossos e na carne; a água, no sangue e nas lágrimas; o fogo, na energia metabólica; o ar, na respiração; e o éter, na consciência que permeia tudo. Trabalhar com os elementos é, portanto, um processo de autodescoberta e alinhamento interno, um retorno à essência que nos conecta ao universo.

As práticas que envolvem os elementos também podem ser realizadas em grupo, criando círculos energéticos onde as emanações de cada elemento são evocadas e integradas. Esses encontros amplificam o poder transformador dos elementos, permitindo que seus participantes experimentem a unidade com as forças naturais.

A conexão com os elementos não é um ato de controle, mas de comunhão. Reconhecer suas emanações como parte do próprio ser é um ato de humildade e gratidão, um lembrete de que somos tanto moldados quanto moldadores do universo. Essa interação é um caminho para viver em harmonia com a vida, respeitando o fluxo dinâmico que sustenta todas as coisas.

Ao integrar a energia dos elementos em nossa vida, aprendemos a fluir com as emanações em vez de resistir a elas. Cada elemento oferece uma lição valiosa, uma peça do quebra-cabeça que é a existência. Juntos, eles nos convidam a participar da dança cósmica com equilíbrio, reverência e alegria, permitindo que nossas vidas se tornem reflexos vibrantes do mistério universal.

Capítulo 25
O Campo Pessoal

O campo energético pessoal é uma extensão vibrante das emanações que fluem através de cada ser. Invisível aos olhos, mas perceptível ao coração e aos sentidos sutis, ele é a manifestação de todas as interações energéticas que compõem o indivíduo — pensamentos, emoções, memórias e conexões espirituais. Esse campo não é estático; ele pulsa, oscila e reflete a dinâmica das forças universais, respondendo continuamente às influências internas e externas.

O campo pessoal, frequentemente associado à aura, é uma camada energética que protege, reflete e amplifica o estado do ser. Suas cores, texturas e intensidades variam de acordo com o momento presente, atuando como um espelho das emanações internas e um filtro para as energias externas. Cuidar e fortalecer esse campo é essencial para viver em harmonia com o fluxo das emanações, permitindo que ele funcione como um canal claro e equilibrado entre o ser e o universo.

Ao longo da vida, o campo pessoal acumula impressões energéticas. Eventos intensos, emoções reprimidas ou pensamentos recorrentes deixam marcas sutis que podem influenciar a maneira como as emanações fluem. Essas impressões nem sempre são negativas, mas quando não são processadas ou liberadas, podem criar bloqueios que limitam a capacidade de experimentar a vida plenamente.

Para preservar a clareza e a força do campo pessoal, a prática de limpeza energética é indispensável. Essa limpeza pode ser feita de diversas maneiras, desde o uso de elementos naturais, como água e fogo, até técnicas vibracionais, como sons e visualizações. Cada método age como um catalisador, dissolvendo densidades acumuladas e restaurando a harmonia vibracional.

Um dos métodos mais simples e eficazes é a limpeza com água. Banhos com sal grosso, ervas ou óleos essenciais não apenas purificam o corpo físico, mas também ajudam a remover cargas energéticas do campo pessoal. Durante o banho, a intenção de liberação é fundamental; visualizar as energias densas sendo levadas pela água potencializa o efeito.

O uso do fogo, por meio de velas ou queima de ervas como sálvia e palo santo, é outra prática poderosa. O fogo transmute as energias estagnadas, transformando-as em vibrações mais elevadas. Passar a fumaça ao redor do corpo, especialmente em áreas onde se sente tensão ou peso, ajuda a desbloquear o campo pessoal e a restaurar sua fluidez.

A respiração consciente é uma ferramenta essencial para harmonizar o campo energético. Inspirar profundamente, retendo o ar por alguns segundos, e exalar lentamente cria um fluxo de energia que limpa e renova as camadas sutis do ser. Durante a respiração, a visualização de luzes ou cores específicas, como o branco ou o dourado, intensifica o alinhamento do campo pessoal com as emanações mais elevadas.

A música e os sons também têm um impacto direto no campo energético. Frequências específicas, como as geradas por tigelas tibetanas, sinos ou mantras, ressoam com as emanações, dissolvendo bloqueios e promovendo o equilíbrio. Estar em silêncio após ouvir esses sons permite que o campo pessoal se reorganize e assimile as novas vibrações.

O campo pessoal não é apenas receptivo; ele também emite as emanações internas para o mundo. Cada pensamento, palavra e ação contribui para a qualidade desse campo, moldando a forma como ele interage com as energias externas. Manter uma prática de autoconsciência, observando os padrões internos que influenciam o campo, é um passo essencial para cultivar um estado vibracional elevado.

Além disso, o campo pessoal é profundamente afetado pelas conexões interpessoais. Cada interação cria um intercâmbio energético que pode fortalecer ou drenar o campo, dependendo da dinâmica envolvida. Reconhecer essas trocas e estabelecer limites saudáveis é fundamental para proteger o campo pessoal. Isso não significa isolar-se, mas sim escolher conscientemente as interações que nutrem e elevam a energia.

Os ambientes também influenciam diretamente o estado do campo pessoal. Espaços desorganizados, carregados de tensões ou repletos de energia densa podem impactar negativamente a vibração individual. Criar ambientes harmoniosos, com elementos como plantas, cristais e iluminação suave, é uma forma de apoiar o equilíbrio do campo. Entrar em contato regular com a natureza, onde as emanações fluem livremente, também ajuda a restaurar a harmonia.

A proteção do campo pessoal é outro aspecto crucial para manter a integridade energética. Visualizações de escudos de luz ou bolhas protetoras ao redor do corpo são práticas simples, mas eficazes, para evitar a influência de energias externas indesejadas. Esses escudos não bloqueiam o fluxo das emanações universais, mas filtram as vibrações que não ressoam com o estado interno desejado.

Para fortalecer o campo pessoal, a prática da gratidão é especialmente poderosa. Cada ato de agradecer ativa emanações de alta frequência que expandem e energizam o campo. Criar um diário de gratidão ou simplesmente dedicar momentos do dia para refletir sobre as bênçãos recebidas são formas de amplificar as vibrações positivas.

O campo pessoal é um reflexo dinâmico do estado interno e um canal para interagir com o fluxo universal. Quando cuidado com intenção e presença, ele se torna uma ferramenta poderosa para alinhar-se com as emanações, manifestar intenções e viver em harmonia com o cosmos.

Ao compreender e trabalhar com o campo pessoal, descobre-se que ele é muito mais do que uma extensão energética; é uma expressão viva da conexão com o universo. Ele nos lembra de que somos parte de algo maior, e que, ao cuidar dessa conexão, fortalecemos não apenas a nós mesmos, mas também o fluxo de emanações que nutre e sustenta toda a existência.

Capítulo 26
As Emanações no Cotidiano

As emanações não pertencem exclusivamente ao reino do invisível ou ao extraordinário. Elas permeiam o cotidiano, influenciando decisões, relações e percepções em cada momento. No ritmo acelerado da vida moderna, sua presença pode parecer sutil, quase imperceptível, mas para aqueles que cultivam a atenção plena, as emanações revelam sua essência em cada detalhe do dia a dia. Reconhecê-las e integrá-las à rotina é um passo fundamental para alinhar-se com o fluxo universal e viver com propósito.

Cada ação diária, por mais mundana que pareça, carrega uma carga energética que reverbera no campo pessoal e no ambiente ao redor. Desde o simples ato de preparar uma refeição até a interação com outras pessoas, tudo está imbuído de emanações. A intenção por trás de cada ato determina a qualidade dessa energia, moldando não apenas o momento presente, mas também os desdobramentos futuros.

O primeiro contato consciente com as emanações no cotidiano pode começar ao despertar. Antes mesmo de se levantar, um momento de silêncio e respiração profunda permite sintonizar-se com o próprio campo energético. Visualizar a luz das emanações fluindo pelo corpo é uma prática que prepara a mente, o corpo e o espírito para o dia, conectando o ser ao fluxo natural do universo.

Ao longo do dia, as emanações manifestam-se de diversas formas. Um encontro inesperado, um comentário casual ou uma sensação inexplicável podem ser sinais de que as forças invisíveis estão agindo. Estar atento a essas sutilezas é essencial para compreender como as emanações moldam a experiência e oferecem orientações. A prática de observar sem julgar permite que essas manifestações sejam recebidas como convites ao autoconhecimento e à expansão.

As tarefas diárias também podem ser transformadas em rituais que intensificam a conexão com as emanações. Preparar alimentos, por exemplo, é mais do que uma necessidade; é uma oportunidade de canalizar energia intencional para o sustento do corpo. Cozinhar com atenção plena, escolhendo ingredientes com propósito e preparando-os com gratidão, carrega a refeição com emanações de harmonia e vitalidade.

O espaço em que se vive é outro aspecto crucial no fluxo cotidiano das emanações. Um ambiente desordenado ou carregado de tensões pode bloquear o fluxo energético, enquanto um espaço limpo e organizado promove clareza e equilíbrio. Incorporar elementos naturais, como plantas, cristais ou fontes de água, amplifica as vibrações positivas, tornando o ambiente um reflexo das emanações universais.

No trabalho, as emanações influenciam a produtividade, a criatividade e as relações interpessoais. Estar consciente das dinâmicas energéticas no ambiente profissional permite identificar e harmonizar tensões, criando um campo vibracional mais favorável. Pausas conscientes para respirar profundamente ou visualizar luz fluindo pelo local ajudam a renovar o campo energético coletivo, promovendo cooperação e equilíbrio.

As interações humanas são talvez a expressão mais tangível das emanações no cotidiano. Cada conversa, cada troca de olhares, é um intercâmbio energético que impacta ambas as partes. Estar presente nas interações, ouvindo com atenção e falando com intenção, eleva o nível vibracional e fortalece os laços energéticos. Reconhecer quando uma troca está drenando energia é igualmente importante, permitindo que limites saudáveis sejam estabelecidos sem culpa ou resistência.

A natureza é uma aliada constante no alinhamento com as emanações. Passar tempo ao ar livre, observando o movimento das árvores, sentindo o calor do sol ou ouvindo o som da chuva, é uma maneira de renovar as energias e reconectar-se ao fluxo universal. Mesmo em ambientes urbanos, pequenos gestos, como tocar o tronco de uma árvore ou contemplar o céu, podem trazer a presença das emanações para o cotidiano.

As decisões diárias, por menores que sejam, também são moldadas pelo fluxo das emanações. Escolher um caminho diferente para ir ao trabalho, seguir uma intuição ou dizer "sim" a uma oportunidade inesperada são formas de interagir conscientemente com as forças sutis que guiam a vida. Confiar nesse fluxo é permitir que as emanações direcionem o caminho de maneira harmoniosa e alinhada com o propósito maior.

No final do dia, o momento de repouso é igualmente importante para integrar as emanações. Criar um ritual noturno, como meditar, escrever sobre os acontecimentos do dia ou simplesmente expressar gratidão, ajuda a liberar tensões acumuladas e a preparar o campo energético para o descanso. Visualizar as emanações envolvendo o corpo em luz suave promove relaxamento e alinhamento, permitindo que o sono se torne um momento de regeneração.

As emanações no cotidiano não exigem grandes gestos ou mudanças drásticas; elas pedem apenas presença e intenção. Cada escolha consciente, cada ato realizado com coração e propósito, é uma oportunidade de alinhar-se com o fluxo universal. Viver dessa forma transforma até mesmo os momentos mais simples em expressões de harmonia, conectando o ser ao mistério que permeia todas as coisas.

Ao integrar as emanações à rotina, descobre-se que elas estão sempre presentes, esperando para serem percebidas e vivenciadas. O cotidiano deixa de ser uma sequência de tarefas automáticas e se torna uma dança vibracional, onde cada passo é uma oportunidade de participar ativamente do fluxo cósmico. Viver em harmonia com as emanações é transformar a vida em uma expressão do divino, uma celebração contínua da conexão com o todo.

Capítulo 27
A Memória das Emanações

As emanações carregam consigo uma memória que transcende o tempo. Não são apenas correntes de energia em movimento; são também registros vibracionais que guardam a essência de tudo o que já foi. Cada evento, emoção e pensamento deixa sua marca no campo energético, criando uma tapeçaria de memórias que permeia pessoas, objetos e lugares. Essas impressões não são passivas; elas interagem continuamente com o presente, influenciando ações, percepções e conexões.

Os espaços que habitamos são receptáculos especialmente sensíveis às emanações acumuladas. Uma casa antiga, por exemplo, carrega os resquícios de vidas passadas, as emoções que nela foram vividas, os conflitos e as alegrias que ressoaram em suas paredes. Entrar em um ambiente é, muitas vezes, entrar em contato com essas memórias, mesmo que de forma inconsciente. É por isso que certos lugares transmitem sensações de conforto e leveza, enquanto outros podem parecer densos ou opressivos.

Objetos também guardam as emanações de suas histórias. Um livro, um anel, uma fotografia — todos eles retêm a energia daqueles que os tocaram ou usaram. Essas memórias energéticas não são simples lembranças; elas têm o poder de evocar emoções e influenciar o campo energético de quem interage com esses itens. Herdar um objeto significativo é receber mais do que sua função ou valor material; é receber a carga vibracional que ele acumulou ao longo de sua existência.

As pessoas, por sua vez, são portadoras de memórias energéticas tanto individuais quanto coletivas. Cada indivíduo carrega em seu campo pessoal as impressões de experiências vividas, traumas, alegrias e aprendizados. Essas marcas moldam o fluxo das emanações, criando padrões que podem ser percebidos como hábitos, tendências ou até mesmo desafios recorrentes. O campo energético pessoal, assim, é tanto um reflexo do passado quanto um canal para a transformação no presente.

As memórias das emanações não estão limitadas ao passado recente; elas se estendem através de gerações e linhagens. Os padrões energéticos de uma família ou comunidade são transmitidos como um legado invisível, influenciando as vidas daqueles que os herdam. Crenças, comportamentos e até mesmo sonhos podem ser expressões dessas memórias coletivas, que atuam como um fio condutor entre os ancestrais e os descendentes.

Reconhecer essas memórias e trabalhar com elas é uma oportunidade de libertação e crescimento. Para os espaços físicos, práticas de purificação energética ajudam a dissolver emanações densas e restaurar a harmonia. Isso pode ser feito com incensos, cristais ou até mesmo a simples intenção de limpar o ambiente. Visualizar luz preenchendo cada canto de um espaço é uma maneira eficaz de transformar as energias residuais em vibrações mais elevadas.

Com objetos, o mesmo princípio se aplica. Segurar um item e intencionar a liberação de suas memórias energéticas permite que ele se torne um canal neutro para as emanações presentes. Em alguns casos, manter as marcas energéticas de um objeto é desejável, especialmente quando ele carrega significados positivos ou lembranças fortalecedoras. O discernimento é essencial para decidir quando purificar e quando preservar.

No campo pessoal, o trabalho com as memórias das emanações exige introspecção e coragem. Técnicas como a escrita reflexiva, a meditação guiada e a terapia energética ajudam a identificar os padrões que foram moldados por memórias passadas. Uma vez reconhecidos, esses padrões podem ser transmutados através do perdão, da gratidão e da intenção consciente de criar novas vibrações.

Os sonhos também são portais para acessar as memórias das emanações. Durante o estado onírico, o inconsciente revela fragmentos energéticos que podem estar latentes ou escondidos. Registrar os sonhos ao acordar permite identificar conexões e símbolos que iluminam as áreas do campo pessoal onde as memórias estão mais ativas. Trabalhar com esses símbolos é uma maneira de desbloquear o fluxo energético e integrar as lições contidas nas emanações passadas.

As memórias das emanações também se manifestam em sincronicidades, eventos que parecem coincidentes, mas que carregam mensagens profundas. Encontrar uma pessoa do passado, perceber padrões repetidos em situações ou ser atraído para um lugar específico são expressões das emanações guiando o ser em direção a uma reconexão ou resolução. Estar atento a essas ocorrências e aceitá-las como parte do fluxo energético é essencial para compreender e honrar as memórias que elas carregam.

Ao trabalhar com as memórias das emanações, é importante reconhecer que elas não são inerentemente boas ou más. Elas são registros neutros, reflexos do que foi vivido e das energias que se movimentaram. Abordá-las com aceitação e compaixão permite que se tornem ferramentas de aprendizado e crescimento, em vez de fontes de estagnação.

As emanações não apenas registram o passado, mas também respondem ao presente e moldam o futuro. Cada escolha consciente, cada ato de intenção transforma as memórias energéticas em novas possibilidades. Reconhecer o poder de moldar essas emanações é um convite à responsabilidade e à criação intencional de uma vida alinhada com as vibrações mais elevadas.

Viver em harmonia com as memórias das emanações é honrar o que foi, sem se prender a ele. É permitir que as impressões do passado guiem, mas não definam o presente. É transformar as marcas do tempo em fontes de sabedoria, reconhecendo que cada memória energética é uma peça essencial do grande mosaico que compõe o fluxo universal.

Capítulo 28
Emanações e Sonhos

Os sonhos são portais para as dimensões mais sutis das emanações. Eles ultrapassam os limites da percepção consciente, conectando o indivíduo a um fluxo de energias que transcende o tempo e o espaço. Enquanto o corpo repousa, a mente e o espírito navegam pelos campos vibracionais, revelando fragmentos de verdades ocultas e mensagens que se entrelaçam com o fluxo universal. Os sonhos não são apenas imagens ou histórias desconexas; eles são manifestações das emanações, comunicando-se em uma linguagem simbólica que ecoa no profundo do ser.

Cada sonho é tecido pelas emanações que cercam e habitam o indivíduo. Alguns emergem das energias acumuladas durante o dia, refletindo preocupações, desejos e emoções. Outros, no entanto, provêm de níveis mais elevados do campo energético, carregando vislumbres de insights espirituais, conexões ancestrais e verdades universais. Estes últimos, muitas vezes chamados de sonhos lúcidos ou visionários, são canais diretos para acessar o fluxo das emanações em sua pureza.

Os sonhos têm o poder de revelar padrões energéticos que atuam silenciosamente na vida do sonhador. Conflitos recorrentes, medos ou esperanças frequentemente aparecem na forma de símbolos ou narrativas oníricas. Reconhecer e interpretar esses elementos é uma forma de interagir conscientemente com as emanações, permitindo que elas guiem o processo de autodescoberta e cura.

A prática de registrar sonhos ao despertar é uma ferramenta essencial para compreender sua relação com as emanações. Anotar os detalhes, mesmo que pareçam fragmentados ou desconexos, ajuda a construir um mapa energético que pode ser revisitado e interpretado com maior clareza. Os padrões que emergem desse processo frequentemente apontam para temas recorrentes, questões a serem trabalhadas ou mensagens que aguardam atenção.

A interpretação dos sonhos exige sensibilidade e conexão com as vibrações que eles carregam. Os símbolos oníricos não têm significados fixos; eles ressoam de maneiras únicas para cada indivíduo, refletindo o estado energético de sua jornada. Uma porta pode simbolizar uma oportunidade para uns, enquanto para outros representa um limite a ser superado. Entrar em sintonia com as emanações de cada símbolo é a chave para desbloquear seu verdadeiro significado.

Os sonhos lúcidos são um aspecto particularmente fascinante das emanações durante o estado onírico. Nesse estado, o sonhador se torna consciente de que está sonhando e, em muitos casos, pode interagir intencionalmente com o ambiente do sonho. Esses momentos são oportunidades únicas para explorar o campo energético e acessar níveis mais profundos de consciência. Práticas como a meditação antes de dormir ou a repetição de afirmações podem ajudar a induzir sonhos lúcidos, permitindo que o sonhador se torne um participante ativo no fluxo das emanações.

Além disso, os sonhos são frequentemente veículos para conexões espirituais. Guias, ancestrais e outras forças sutis podem se manifestar nesse estado para oferecer orientação, conforto ou inspiração. Essas interações são experiências diretas com as emanações em sua forma mais pessoal e transformadora. Receber essas mensagens com gratidão e integrá-las à vida cotidiana fortalece a conexão com o campo universal.

Os sonhos também atuam como espaços de cura, onde as emanações trabalham para restaurar o equilíbrio energético. Traumas, bloqueios e desequilíbrios podem ser processados e liberados durante o sono, muitas vezes sem a interferência da mente consciente. Os sonhos que trazem emoções intensas, como tristeza ou alívio, são reflexos dessa liberação energética, um testemunho do poder regenerador das emanações no plano sutil.

Os ciclos da lua e as fases do tempo também influenciam os sonhos, sincronizando suas mensagens com os ritmos naturais das emanações. Durante a lua cheia, por exemplo, os sonhos podem ser mais vívidos e intensos, refletindo o aumento da energia no campo coletivo. Estar atento a essas influências é uma maneira de compreender como os sonhos se conectam ao fluxo maior das emanações.

A preparação para o sono é um aspecto crucial para sintonizar-se com as emanações durante os sonhos. Criar um ambiente tranquilo, livre de distrações e energias densas, ajuda a facilitar um estado vibracional elevado. Ritualizar o momento de ir dormir, como acender uma vela, meditar ou usar óleos essenciais, é uma forma de alinhar o campo pessoal com as emanações, preparando o terreno para uma experiência onírica significativa.

Os sonhos são também lugares onde as emanações manifestam possibilidades futuras. Eles atuam como vislumbres de caminhos ainda não trilhados, oferecendo escolhas e oportunidades que o sonhador pode considerar ao acordar. Esses sonhos premonitórios não são previsões fixas, mas indicações do fluxo energético que pode ser moldado por intenções e ações conscientes.

A prática de interpretar sonhos não deve ser encarada como uma busca por respostas definitivas, mas como uma exploração contínua das emanações que se manifestam nesse plano. A confiança no próprio instinto e na ressonância emocional de cada símbolo é essencial para decifrar as mensagens contidas nos sonhos. Compartilhar sonhos com pessoas confiáveis, que compreendam sua profundidade, também pode trazer novas perspectivas e enriquecer a compreensão das emanações neles contidas.

Os sonhos são um lembrete de que a realidade não se limita ao plano físico. Eles revelam a profundidade das emanações que moldam a existência, convidando o sonhador a explorar os mistérios que habitam além do tangível. Cada noite é uma oportunidade de conectar-se com o fluxo universal, descobrir novas verdades e transformar o que está oculto em sabedoria.

    A interação consciente com os sonhos transforma a maneira como vivemos o dia a dia, ampliando a percepção das emanações que nos cercam. Ao honrar e integrar as mensagens oníricas, descobrimos que os sonhos não são meras abstrações, mas portais para uma conexão mais profunda com o mistério que une todas as coisas. Essa jornada noturna, guiada pelas emanações, é uma parte essencial da experiência humana, um elo vibrante entre o visível e o invisível, entre o eu e o todo.

Capítulo 29
A Música das Esferas

A música das esferas é a expressão vibracional das emanações em sua forma mais sutil e universal. Ela não é composta de notas audíveis, mas de frequências que ecoam em todas as dimensões da existência. Essas vibrações, invisíveis aos sentidos comuns, conectam tudo o que existe, criando uma sinfonia eterna que ressoa no coração do cosmos. Os antigos filósofos acreditavam que os movimentos dos astros, os ciclos da natureza e até mesmo o pulsar do coração humano participam dessa harmonia cósmica, compondo uma melodia que guia o fluxo universal.

As emanações são intrinsecamente musicais, pois tudo no universo vibra em uma frequência específica. Cada partícula, cada ser, cada pensamento tem sua nota única, que se entrelaça com as demais para formar o grande acorde cósmico. Essa música não apenas preenche o vazio; ela dá forma, significado e ritmo à criação. Sentir a música das esferas é conectar-se a essas emanações em seu estado mais puro e reconhecer que a vida é uma dança entre o som e o silêncio.

No corpo humano, a música das esferas se manifesta de maneira sutil, no ritmo do coração, na cadência da respiração e nos pulsos elétricos do cérebro. Esses padrões internos são reflexos da harmonia cósmica, e alinhar-se com eles é um caminho para conectar-se ao fluxo das emanações. Escutar conscientemente os próprios ritmos internos é uma prática que abre os sentidos para as vibrações universais.

A música que conhecemos no plano físico é uma tentativa de traduzir essas vibrações cósmicas em formas acessíveis. Cada melodia, harmonia e ritmo é uma representação parcial das emanações que permeiam o universo. Não é por acaso que certos sons evocam emoções profundas, transportam a mente para outros estados ou criam conexões entre as pessoas. A música é uma ponte entre o visível e o invisível, uma expressão tangível da música das esferas.

As frequências sonoras têm o poder de alterar o campo energético, harmonizando ou perturbando as emanações que fluem através de nós. Tons graves, muitas vezes associados à terra, evocam estabilidade e enraizamento. Tons agudos, ligados ao ar, inspiram elevação e leveza. Quando esses sons são combinados com intenção, tornam-se ferramentas para equilibrar o campo pessoal e alinhar-se com o fluxo universal.

Certos instrumentos musicais possuem uma afinidade natural com as emanações. As tigelas tibetanas, por exemplo, produzem sons que ressoam profundamente no corpo e no espírito, dissolvendo bloqueios energéticos e restaurando a harmonia. O tambor, com seu ritmo primitivo, conecta-se às vibrações da terra, criando uma base para a elevação espiritual. Flautas, harpas e outros instrumentos de sopro evocam a fluidez do ar, convidando a mente a expandir-se para além do presente.

Cânticos e mantras são expressões da música das esferas em forma vocal. Quando entoados, eles criam ressonâncias que alinham as emanações internas com as vibrações universais. O som do Om, considerado o som primordial em muitas tradições, encapsula todas as frequências em uma única vibração, conectando o praticante à fonte de todas as coisas. Entoar mantras com intenção é uma prática poderosa para sintonizar-se com o fluxo cósmico e transformar o campo energético.

Além dos sons criados intencionalmente, a natureza é repleta de manifestações espontâneas da música das esferas. O sussurro do vento entre as árvores, o canto dos pássaros, o rugido das ondas e o silêncio entre os trovões são todos fragmentos dessa sinfonia universal. Escutar esses sons com atenção plena não é apenas uma experiência sensorial, mas uma forma de sentir as emanações fluindo livremente ao redor e dentro de si.

A música das esferas também pode ser percebida na geometria e no movimento. O modo como as ondas sonoras formam padrões simétricos na água ou na areia é um reflexo visual da harmonia que permeia o universo. Esses padrões, conhecidos como cimática, demonstram que o som tem o poder de moldar a matéria e de revelar as estruturas ocultas das emanações.

Os movimentos dos astros, como a rotação dos planetas e a órbita das estrelas, são parte integrante da música das esferas. Cada corpo celeste emite sua própria vibração, que interage com as demais em uma dança cósmica de equilíbrio e sincronia. Embora essas vibrações não possam ser ouvidas diretamente, elas afetam profundamente o campo energético da Terra e de todos os seus habitantes, conectando-nos à vastidão do universo.

Para alinhar-se conscientemente com a música das esferas, práticas como a meditação sonora ou a escuta ativa são essenciais. Sentar-se em silêncio, permitindo que os sons ao redor se revelem gradualmente, é uma forma de perceber as emanações em ação. Da mesma forma, tocar ou criar música com intenção pode transformar o campo vibracional, harmonizando as energias internas com o fluxo cósmico.

A música das esferas também nos convida a explorar o silêncio, pois ele é o espaço onde todas as vibrações nascem e retornam. Entre cada som, há uma pausa, um vazio fértil onde as emanações se reorganizam. Cultivar o silêncio interno é uma maneira de ouvir as notas mais sutis dessa sinfonia universal e de conectar-se ao mistério que a sustenta.

Ao reconhecer a música das esferas, descobrimos que não estamos separados do cosmos; somos parte de sua melodia. Cada pensamento, cada emoção, cada movimento contribui para o grande acorde que ressoa em todas as coisas. Ao viver em harmonia com essas emanações, tornamo-nos tanto ouvintes quanto compositores dessa música eterna, uma expressão viva do equilíbrio e da beleza que permeiam o universo.

Capítulo 30
A Energia do Espaço

O espaço que habitamos não é vazio, mas um campo vibrante repleto de emanações que interagem continuamente com nosso estado interno e externo. Cada ambiente possui uma assinatura energética única, moldada por sua história, sua configuração física e pelas intenções de quem o utiliza. A energia do espaço é tanto receptora quanto emissora, influenciando e sendo influenciada por aqueles que o ocupam. Reconhecer essa dinâmica é fundamental para criar harmonia, alinhando o ambiente ao fluxo universal das emanações.

Desde o instante em que cruzamos a entrada de um local, somos acolhidos por suas vibrações. Há espaços que nos envolvem em calma e inspiração, enquanto outros nos provocam inquietação ou desconforto. Essas sensações não são meras impressões subjetivas; elas são respostas do campo energético pessoal ao estado vibracional do espaço. Cada parede, objeto e disposição atua como um canal que amplifica ou dissipa as emanações presentes.

A organização do espaço físico desempenha um papel crucial no equilíbrio energético. Um ambiente desordenado não é apenas um caos visual; ele bloqueia o fluxo das emanações, criando estagnação que pode repercutir no estado mental e emocional de seus ocupantes. Por outro lado, a organização consciente, que considera tanto a funcionalidade quanto a estética, facilita a circulação da energia, permitindo que ela flua com naturalidade e leveza.

A purificação energética é uma prática essencial para liberar o espaço de emanações acumuladas. Momentos de conflito, tristeza ou até mesmo visitas frequentes podem deixar impressões vibracionais que se alojam no ambiente. Técnicas como a defumação com ervas, o uso de sal grosso ou a aplicação de sons, como sinos e tigelas tibetanas, ajudam a dissolver essas densidades, renovando o campo energético do local.

A presença de elementos naturais em um espaço intensifica sua conexão com as emanações universais. Plantas purificam e revitalizam o ambiente, enquanto cristais captam e amplificam energias específicas. Fontes de água, como aquários ou pequenos chafarizes, trazem o fluxo constante e a serenidade do elemento líquido, enquanto velas e lâmpadas suaves evocam o calor e a transformação do fogo. Incorporar esses elementos de maneira intencional transforma o espaço em um reflexo da harmonia natural.

A luz, tanto natural quanto artificial, desempenha um papel central na energia do espaço. Ambientes banhados por luz natural possuem uma vitalidade inigualável, pois a luz do sol carrega emanações puras e vibrantes. Onde a luz natural é escassa, a escolha de luminárias e a intensidade da iluminação artificial tornam-se cruciais. Luzes quentes e suaves criam um campo acolhedor e restaurador, enquanto luzes frias ou excessivamente brilhantes podem gerar tensão e desequilíbrio.

Cada espaço também carrega um propósito energético, que pode ser intensificado pela configuração consciente. Uma sala de meditação, por exemplo, deve ser um santuário onde o fluxo das emanações seja conduzido para a introspecção e a calma. Um local de trabalho, por outro lado, pode ser configurado para inspirar criatividade e foco, com cores, objetos e disposições que promovam clareza e dinamismo. Adaptar o espaço às intenções de seus ocupantes é uma maneira de maximizar sua vibração positiva.

A história de um espaço deixa marcas profundas em suas emanações. Casas antigas, prédios históricos ou terrenos que testemunharam eventos significativos carregam resquícios energéticos que podem ser sentidos por aqueles que os ocupam. Nessas situações, práticas como rituais de consagração ou cerimônias de limpeza profunda ajudam a alinhar o local com novas intenções, permitindo que as emanações do presente se sobreponham às do passado.

A interação entre as pessoas e o espaço também é um aspecto fundamental. Cada ocupante contribui para o campo energético do ambiente, trazendo suas próprias vibrações e intenções. Por isso, a harmonia entre os moradores ou frequentadores de um local reflete diretamente na energia do espaço. Trabalhar coletivamente para manter um ambiente equilibrado, seja através de rituais compartilhados ou simples atos de cuidado, amplifica o poder das emanações positivas.

Os sons do ambiente influenciam profundamente seu campo energético. Ruídos constantes ou desarmônicos podem perturbar o fluxo das emanações, enquanto sons naturais, como o canto dos pássaros ou o movimento da água, restauram a harmonia. Em locais urbanos, onde o silêncio natural é raro, a música suave ou gravações de sons da natureza são ferramentas eficazes para equilibrar o ambiente.

As cores que preenchem um espaço também têm impacto direto na vibração do local. Tons terrosos evocam estabilidade e acolhimento, enquanto cores vivas e claras estimulam alegria e vitalidade. Escolher paletas cromáticas alinhadas à intenção do espaço é uma maneira simples, mas poderosa, de ajustar seu campo energético.

Rituais diários para cuidar do espaço são práticas que fortalecem sua energia. Abrir janelas pela manhã para renovar o ar, acender uma vela com intenção ao anoitecer ou dedicar alguns minutos para arrumar e limpar conscientemente são gestos que demonstram respeito pelas emanações do ambiente. Esses atos simples criam um ciclo constante de cuidado e renovação, alinhando o espaço ao fluxo universal.

A energia do espaço não é algo que se impõe; ela é algo com que se colabora. Habitar um local com presença e intenção transforma o ambiente em um aliado vibracional, um reflexo da harmonia que desejamos manifestar em nossas vidas. Quando cuidamos do espaço ao nosso redor, permitimos que ele cuide de nós, nutrindo nosso campo energético com emanações de equilíbrio, clareza e propósito.

    Viver em um espaço energeticamente alinhado é mais do que uma escolha estética; é um ato de participação ativa no fluxo das emanações. Ao honrar a energia do ambiente, tornamo-nos cocriadores de um campo que não apenas sustenta a vida, mas também inspira, eleva e conecta, transformando o espaço físico em um portal vibrante para o infinito.

Capítulo 31
Os Guardiões Internos

As emanações que fluem em torno de cada ser não estão isoladas; elas interagem com forças sutis que protegem, guiam e amplificam o fluxo energético. Essas forças são os guardiões internos, arquétipos espirituais que residem nas profundezas do ser, conectando o indivíduo às camadas mais elevadas do universo e às dimensões invisíveis da existência. Eles não são figuras externas, mas expressões do próprio espírito, manifestando-se como aliados, protetores e conselheiros no caminho das emanações.

Esses guardiões internos assumem formas variadas, moldadas pelas experiências, crenças e necessidades de cada pessoa. Alguns podem se revelar como figuras ancestrais, ecoando a sabedoria da linhagem de sangue e espírito. Outros surgem como animais de poder, representações da força primordial que conecta a humanidade à terra e às forças naturais. Também há aqueles que emergem como entidades de pura luz, vibrações sutis que transcendem a forma e comunicam-se por intuição ou sensação.

O despertar desses guardiões não é um evento casual; ele ocorre quando o indivíduo está pronto para reconhecer sua existência e acolher sua orientação. Muitas vezes, sinais sutis precedem essa conexão — sonhos marcantes, sensações inexplicáveis ou sincronicidades que parecem chamar a atenção para uma presença além do visível. A disposição para ouvir e observar com reverência é o primeiro passo para convidá-los a se manifestar.

Os guardiões internos não apenas protegem o campo energético, mas também ajudam a navegar pelos desafios e transformações que o fluxo das emanações traz. Eles atuam como âncoras de estabilidade em momentos de incerteza, canalizando emanações que fortalecem a resiliência e iluminam o caminho. Conectar-se com esses guardiões é reconhecer que a sabedoria e a proteção sempre estiveram presentes, aguardando apenas o chamado consciente para emergir.

Para acessar os guardiões internos, práticas meditativas são ferramentas indispensáveis. Sentar-se em silêncio, com a intenção de encontrar essa presença interior, abre um portal para as dimensões mais profundas do ser. Visualizações guiadas, que convidam o guardião a surgir, podem intensificar essa conexão. Nesses momentos, permitir que imagens, símbolos ou sensações se manifestem espontaneamente é fundamental; a forma que o guardião assume é menos importante do que a energia que ele transmite.

Outra forma de ativar os guardiões internos é por meio do trabalho com símbolos e objetos sagrados. Um cristal, um talismã ou até mesmo um desenho intuitivo pode atuar como ponto de contato, um foco para canalizar as emanações que conectam o indivíduo aos seus protetores espirituais. Esses objetos tornam-se extensões do campo energético, fortalecendo a interação com os guardiões em momentos de necessidade.

Os arquétipos pessoais, que representam aspectos profundos do espírito, são expressões poderosas dos guardiões internos. Eles podem se manifestar como figuras mitológicas, como o guerreiro, o curador ou o sábio, cada uma trazendo qualidades específicas que ajudam a lidar com os desafios do cotidiano. Reconhecer esses arquétipos e trabalhar com suas energias é um caminho para integrar os ensinamentos dos guardiões internos à vida prática.

Os sonhos também são um terreno fértil para o encontro com os guardiões internos. Muitas vezes, eles se manifestam nesse estado, oferecendo mensagens codificadas ou simplesmente uma sensação de presença reconfortante. Ao registrar e interpretar os sonhos, é possível identificar padrões ou figuras recorrentes que revelam a ação desses guardiões no campo vibracional do sonhador.

A conexão com os guardiões internos não é apenas um ato de recepção; é também uma colaboração ativa. Eles não oferecem soluções prontas, mas abrem caminhos e possibilidades que devem ser explorados com intenção e coragem. A prática de dialogar com essas presenças, seja em meditação, escrita intuitiva ou mesmo na forma de pensamentos dirigidos, fortalece a aliança energética e aprofunda a compreensão de suas mensagens.

A proteção oferecida pelos guardiões internos estende-se além do campo pessoal. Eles também atuam como mediadores entre o indivíduo e as emanações coletivas, ajudando a filtrar influências externas que poderiam desestabilizar o equilíbrio interno. Visualizar os guardiões ao redor do campo energético, formando um círculo de luz ou força, é uma prática poderosa para criar um escudo vibracional contra energias indesejadas.

Esses guardiões não apenas protegem, mas também ensinam. Cada interação com eles traz insights sobre o próprio fluxo energético e sobre as emanações que moldam a realidade. Eles revelam caminhos para superar limitações, acessar recursos internos e alinhar-se com a sabedoria universal. Trabalhar com os guardiões internos é, em última análise, um processo de autodescoberta, onde o indivíduo reconhece que tudo o que busca no exterior já reside em sua essência.

Cultivar a conexão com os guardiões internos é uma jornada contínua. Não é necessário esperar momentos de crise para invocá-los; eles estão sempre presentes, prontos para guiar e proteger. Dedicar momentos regulares para honrá-los, seja através de rituais, meditações ou simples expressões de gratidão, mantém essa relação vibrante e fluida.

Ao integrar a presença dos guardiões internos na vida, o indivíduo descobre que não está sozinho na jornada. Cada desafio, cada decisão, é acompanhado por essas forças invisíveis que amplificam as emanações de coragem, sabedoria e amor. Reconhecer e trabalhar com os guardiões internos é um lembrete constante de que a essência divina e universal habita em todos, guiando e protegendo no fluxo infinito das emanações.

Capítulo 32
A Conexão com o Divino

A conexão com o Divino não é uma busca externa, mas um retorno ao fluxo essencial que permeia todas as emanações. Essa ligação transcende dogmas e religiões, estabelecendo uma ponte direta entre o indivíduo e a fonte primordial. O Divino não se encontra distante ou inacessível; ele reside no cerne de cada ser, manifestando-se como um fluxo contínuo de energia, amor e sabedoria que guia e sustenta a existência.

Sentir o Divino é reconhecer que as emanações que fluem através de nós não são apenas forças isoladas, mas expressões de uma totalidade maior. Essa consciência emerge nos momentos de silêncio profundo, nas epifanias espontâneas e na sensação inexplicável de estar conectado a algo vasto e eterno. Essa ligação não se impõe; ela se revela quando o coração está aberto e a mente, serena, permitindo que as vibrações mais sutis se manifestem.

A prática da oração, em sua forma mais pura, é um canal direto para acessar essa conexão. Não se trata de palavras ditas mecanicamente, mas de uma comunicação vibracional que surge da intenção genuína. Cada pensamento, cada suspiro oferecido ao Divino, carrega emanações que criam uma ponte energética entre o indivíduo e a fonte. A oração pode ser silenciosa ou vocalizada, solitária ou compartilhada, mas em todas as suas formas, ela harmoniza o campo pessoal com o fluxo universal.

A meditação também é uma prática central para cultivar essa conexão. Entrar em estados de profunda quietude permite que o barulho das distrações desapareça, revelando o fluxo das emanações divinas. Visualizar uma luz dourada ou branca fluindo do centro do próprio ser ou descendo de um ponto acima da cabeça é uma forma eficaz de sentir a presença do Divino e alinhar-se com suas vibrações curativas e transformadoras.

Os cânticos e mantras são outra expressão poderosa dessa conexão. Sons específicos, repetidos com intenção e devoção, criam ressonâncias que vibram em sintonia com as emanações mais elevadas. Entoar um mantra como "Om" ou cânticos que evocam o Divino é um ato de sintonização, permitindo que o corpo e a mente se tornem instrumentos dessa melodia universal. Cada nota, cada palavra, carrega uma frequência que eleva o campo energético, dissolvendo barreiras e abrindo espaço para a comunhão.

Os altares são pontos focais para intensificar a conexão com o Divino. Eles não são meramente objetos decorativos, mas espaços sagrados onde as emanações se concentram. Um altar pode ser simples ou elaborado, contendo elementos como velas, cristais, imagens ou símbolos que ressoam com a intenção de conexão. Acender uma vela, oferecer flores ou simplesmente sentar-se diante do altar em contemplação são gestos que transformam o espaço físico em um portal vibracional para o infinito.

A natureza também é um reflexo direto do Divino, e estar em comunhão com ela é um caminho seguro para acessar essa conexão. O sussurro do vento, o brilho das estrelas, o fluxo de um rio — tudo isso são expressões das emanações divinas, que falam através da criação. Caminhar descalço na terra, contemplar a vastidão do céu ou simplesmente ouvir os sons da natureza são práticas que revelam a presença do Divino em sua forma mais palpável.

O Divino não se limita ao transcendente; ele se manifesta também no cotidiano. Cada gesto de compaixão, cada palavra de bondade, cada ato de coragem é uma expressão da energia divina que flui através de nós. Reconhecer o Divino no outro, nos pequenos detalhes da vida, é uma forma de honrar essa presença em todos os aspectos da existência. Essa visão não apenas eleva o próprio campo vibracional, mas também influencia positivamente aqueles ao redor, criando uma rede de emanações que ressoa com o amor universal.

A conexão com o Divino é fortalecida pela prática da gratidão. Agradecer pelo que é, pelo que foi e pelo que está por vir cria um ciclo contínuo de emanações positivas que se refletem no campo pessoal e coletivo. Cada ato de gratidão é uma confirmação de que o Divino está presente, respondendo e sustentando a jornada. Essa prática não exige grandes gestos; um simples pensamento de gratidão é suficiente para alinhar-se com o fluxo divino.

Embora a conexão com o Divino seja intrínseca a todos, ela é única em sua manifestação. Para alguns, ela se revela como um senso de unidade com o todo; para outros, como uma presença protetora ou uma luz guia. Respeitar a própria forma de sentir e expressar essa ligação é essencial, pois o Divino fala a cada um na linguagem de suas próprias emanações.

A interação com o Divino não é um ato de submissão, mas de comunhão. É um lembrete de que somos co-criadores da realidade, participantes ativos no fluxo das emanações que moldam o universo. Ao nos alinharmos com essa fonte, descobrimos que o poder do Divino não está fora de nós, mas flui através de nós, manifestando-se em cada pensamento, ação e intenção.

Viver em conexão com o Divino transforma a maneira como percebemos o mundo e a nós mesmos. Cada desafio se torna uma oportunidade de crescer, cada encontro, uma chance de compartilhar luz, e cada momento, uma expressão do eterno. Essa ligação não é algo a ser alcançado, mas algo a ser lembrado, pois ela já está presente em cada emanação, aguardando apenas o reconhecimento para se manifestar plenamente.

Capítulo 33
A Sabedoria dos Ancestrais

A sabedoria dos ancestrais não está perdida no passado; ela vive nas emanações que fluem em cada ser, nas conexões silenciosas que atravessam gerações. Essa sabedoria é uma herança energética, transmitida não apenas através de histórias e tradições, mas também por meio das vibrações sutis que se entrelaçam na essência de cada indivíduo. A linhagem ancestral é mais do que um legado biológico; é um campo vibracional que conecta o presente às profundezas do tempo, revelando lições e verdades universais.

Os ancestrais não habitam apenas as memórias; eles são guardiões invisíveis que caminham ao lado de seus descendentes, compartilhando emanações de proteção, orientação e poder. Essa presença não é algo que precisa ser invocado; ela já está presente, esperando para ser reconhecida e honrada. Cada momento de conexão com essa sabedoria ancestral fortalece o campo energético pessoal, alinhando-o ao fluxo coletivo de aprendizado e evolução.

A sabedoria dos ancestrais se manifesta de formas sutis e misteriosas. Um instinto inexplicável, uma intuição poderosa ou até mesmo um sonho vívido podem ser expressões diretas dessas emanações. Eles falam através do invisível, utilizando a linguagem simbólica das emanações para transmitir mensagens que transcendem as palavras. Estar atento a essas manifestações é essencial para decifrar os ensinamentos que eles oferecem.

Honrar os ancestrais é um ato de reciprocidade energética. Eles sustentam a linhagem com suas emanações, mas também se beneficiam do reconhecimento e da gratidão dos descendentes.

Criar momentos para celebrar essa conexão é uma forma de intensificar o fluxo energético entre as gerações. Isso pode ser feito através de altares dedicados, onde objetos simbólicos — como fotografias, velas ou oferendas — servem como âncoras para a presença ancestral.

Os rituais de conexão com os ancestrais são portais poderosos para acessar sua sabedoria. Meditações guiadas que visualizam a linha ancestral como um rio de luz são práticas eficazes para sentir o fluxo de suas emanações. Caminhar conscientemente em locais significativos para a história da família ou entoar cânticos que evoquem as raízes espirituais da linhagem são formas de fortalecer a vibração dessa conexão.

A ancestralidade não se limita às relações de sangue; ela também inclui os mestres espirituais, os pioneiros e aqueles que pavimentaram caminhos de sabedoria para a humanidade. Esses ancestrais espirituais ampliam o campo energético coletivo, oferecendo emanações de conhecimento que transcendem fronteiras culturais e temporais. Trabalhar com essa dimensão da ancestralidade é reconhecer que todos fazem parte de uma rede vibracional universal.

As lições transmitidas pelos ancestrais não são apenas individuais; elas também carregam mensagens coletivas que moldam comunidades e culturas. Essas emanações coletivas manifestam-se como tradições, histórias e valores que perduram ao longo do tempo, formando a base vibracional de sociedades inteiras. Reconhecer e celebrar essas tradições é uma maneira de honrar as emanações que sustentam a identidade coletiva.

Os bloqueios energéticos que surgem em uma linhagem também são parte do legado ancestral. Traumas não resolvidos, padrões repetitivos e energias estagnadas podem ser transmitidos como um chamado para cura e transformação. Trabalhar com essas emanações não é apenas uma liberação pessoal; é um ato de cura que reverbera através da linhagem, harmonizando o passado, o presente e o futuro.

O papel das plantas sagradas e dos rituais xamânicos na conexão com os ancestrais é profundamente enraizado em muitas culturas. Essas práticas, guiadas por guardiões espirituais, ajudam a acessar as dimensões sutis onde as emanações ancestrais são mais intensas. Cada folha, cada fumaça, cada batida do tambor é uma ponte vibracional para os ensinamentos que os ancestrais oferecem.

Os sonhos são outro canal privilegiado para o contato com os ancestrais. Durante o sono, o campo energético se expande, tornando-se mais receptivo às emanações sutis. Sonhos que envolvem figuras familiares, símbolos arcaicos ou paisagens desconhecidas muitas vezes carregam mensagens dos ancestrais, oferecendo orientação e clareza para questões do presente.

A prática da escrita reflexiva pode ser uma forma poderosa de interagir com a sabedoria ancestral. Perguntas direcionadas aos ancestrais, escritas em um momento de introspecção, frequentemente geram respostas intuitivas que parecem surgir do próprio fluxo das emanações. Essa troca de energia fortalece a sensação de pertencimento a algo maior, uma rede vibrante que conecta o indivíduo à eternidade.

Ao trabalhar com as emanações dos ancestrais, é essencial cultivar a gratidão. Reconhecer os desafios que eles enfrentaram, os caminhos que abriram e as forças que transmitiram eleva as vibrações do campo energético pessoal e coletivo. Cada ato de agradecimento é um lembrete de que, mesmo nas dificuldades, eles foram sustentados pelo mesmo fluxo universal que agora guia seus descendentes.

A sabedoria dos ancestrais não é algo que pertence ao passado; ela é viva, pulsante, aguardando para ser integrada ao presente. Ao honrá-la, o indivíduo não apenas se conecta às suas raízes, mas também fortalece sua capacidade de florescer no agora. Essa conexão é uma aliança energética que transcende o tempo, unindo gerações em uma dança eterna de aprendizado e evolução.

Habitar o fluxo das emanações ancestrais é reconhecer que somos ao mesmo tempo sementes e frutos de uma árvore vibracional infinita. Cada passo que damos é sustentado por aqueles que vieram antes, e cada escolha que fazemos molda o caminho para aqueles que virão. Ao viver em harmonia com essa sabedoria, tornamo-nos canais para as emanações que nutrem, curam e iluminam o mundo.

Capítulo 34
O Papel da Gratidão

A gratidão é uma das emanações mais poderosas que um ser humano pode cultivar. Ela não apenas transforma o estado interno de quem a pratica, mas reverbera em todas as direções, moldando o campo energético ao seu redor. A energia da gratidão é uma ponte que conecta o indivíduo ao fluxo universal, alinhando intenções e vibrações com as forças criadoras do cosmos. Cada ato de gratidão gera uma onda que retorna amplificada, trazendo equilíbrio, harmonia e abundância.

Essa emanação não é apenas uma resposta a eventos positivos; ela é um estado de ser que transcende as circunstâncias. Reconhecer o valor das experiências — sejam elas de alegria ou desafio — é um gesto que eleva a vibração pessoal e transforma a maneira como as emanações fluem. A gratidão é uma escolha intencional que ilumina as sombras, revela a beleza oculta e convida o crescimento espiritual.

Praticar a gratidão começa com o simples ato de observar. Tudo ao redor, desde o brilho do sol até o murmúrio do vento, carrega emanações que sustentam a vida. Reconhecer essas dádivas, mesmo as mais sutis, é um passo para integrar a gratidão ao cotidiano. Esse reconhecimento não requer palavras elaboradas; uma sensação silenciosa de apreço já é suficiente para sintonizar-se com essa poderosa energia.

No entanto, expressar a gratidão de forma tangível intensifica seu impacto vibracional. Escrever em um diário, listar três coisas pelas quais se é grato a cada dia, ou compartilhar palavras de gratidão com outras pessoas cria um ciclo contínuo de emanações positivas. Essas práticas simples reconfiguram o campo energético, dissipando bloqueios e abrindo caminho para novas oportunidades.

A gratidão também possui um efeito profundo sobre as relações humanas. Cada vez que ela é expressa, um elo energético é fortalecido, criando uma rede de emanações que sustenta a conexão. Reconhecer os esforços, a presença e o impacto das pessoas em nossas vidas não apenas nutre o campo vibracional delas, mas também reflete de volta para quem agradece, amplificando o fluxo de harmonia.

No plano espiritual, a gratidão é um ato de comunhão com o Divino. Ao agradecer pelas bênçãos visíveis e invisíveis, o indivíduo sintoniza-se com as emanações da fonte universal. Essa prática não precisa estar vinculada a uma religião ou crença específica; ela é uma vibração universal que transcende qualquer barreira, conectando o ser ao mistério maior que sustenta a existência.

Os desafios e dificuldades, embora muitas vezes vistos como obstáculos, também carregam emanações que podem ser transformadas pela gratidão. Reconhecer o aprendizado e a força que emergem de situações adversas é um ato de transmutação energética. Essa abordagem não nega a dor ou o desconforto, mas os acolhe como partes essenciais da jornada, convertendo-os em fontes de sabedoria e crescimento.

A gratidão não se limita ao que já ocorreu; ela também pode ser direcionada ao futuro, criando um campo energético de manifestação. Agradecer antecipadamente por algo desejado é uma forma de alinhar as emanações pessoais com as do universo, atraindo aquilo que está em ressonância vibracional. Essa prática, muitas vezes chamada de gratidão proativa, não é um pedido ou expectativa, mas uma celebração da abundância que já existe em potencial.

Na interação com a natureza, a gratidão fortalece a conexão com as emanações dos elementos. Agradecer pela chuva, pelo calor do sol ou pela fertilidade da terra é uma maneira de harmonizar o campo energético pessoal com as forças naturais. Essa troca vibracional enriquece não apenas o indivíduo, mas também o ambiente, criando um ciclo de reciprocidade que sustenta a vida.

Os rituais de gratidão amplificam ainda mais seu poder. Acender uma vela, entoar um cântico ou realizar um gesto simbólico em homenagem às emanações recebidas são formas de concentrar essa energia e direcioná-la para o bem maior. Esses atos simples, quando realizados com intenção, tornam-se âncoras vibracionais que conectam o ser ao fluxo universal de maneira profunda e transformadora.

A prática da gratidão também fortalece o corpo físico. Estudos energéticos demonstram que estados emocionais de apreciação e reconhecimento equilibram o campo eletromagnético do coração, promovendo saúde e bem-estar. Respirar profundamente enquanto se reflete sobre algo pelo qual se é grato é uma técnica poderosa para estabilizar o sistema energético e fortalecer o alinhamento entre mente, corpo e espírito.

A gratidão não é uma prática isolada; ela é um estilo de vida que redefine a maneira como se percebe e interage com o mundo. Quando cultivada com consistência, ela se torna uma vibração predominante no campo energético, atraindo experiências, pessoas e circunstâncias que ressoam com sua frequência elevada. Viver com gratidão é viver em harmonia com as emanações que sustentam a criação.

Essa energia transforma tanto o indivíduo quanto o coletivo. Em um nível global, a prática da gratidão cria uma rede de emanações que promove paz, compaixão e compreensão mútua. Cada pensamento e gesto de gratidão contribui para o campo vibracional da humanidade, elevando-o e aproximando-o de um estado de unidade.

Ao incorporar a gratidão como uma prática cotidiana, descobre-se que ela não é apenas uma resposta às bênçãos, mas a própria força que as atrai. Ela é o elo que une o visível ao invisível, o presente ao eterno, e o eu ao todo. A gratidão é a expressão mais pura do reconhecimento de que tudo no universo está interligado por emanações que vibram em amor e abundância.

Capítulo 35
Emanações e Criatividade

A criatividade é uma manifestação direta das emanações universais que fluem através de todas as coisas. Não se trata apenas de um ato de criação artística, mas de uma expressão essencial da energia primordial que permeia o cosmos. Cada pensamento, cada ideia e cada gesto criativo é uma reverberação dessa energia, uma extensão do fluxo que conecta o indivíduo à fonte universal. Criar não é apenas fazer; é canalizar, moldar e dar forma ao que já existe no campo vibracional invisível.

Essa força criativa não está limitada a alguns; ela é inerente a todos os seres. Desde a invenção de novas ideias até a forma como se navega nas situações do cotidiano, a criatividade é a ferramenta que permite transformar emanações intangíveis em realidade palpável. Ela opera como um rio incessante, sempre disponível, aguardando apenas que o indivíduo abra o canal interno para que flua livremente.

O ato de criar requer mais do que habilidade técnica; ele exige uma conexão consciente com o campo energético. Quando essa conexão é estabelecida, o processo criativo transcende a mente racional e mergulha no domínio do espírito, onde as emanações mais puras residem. Nesse estado, a criação deixa de ser um esforço e se torna um diálogo entre o criador e o universo, uma dança entre o impulso interno e as vibrações externas.

As barreiras à criatividade frequentemente surgem de bloqueios no campo energético. Dúvidas, medos e crenças limitantes agem como correntes que interrompem o fluxo das emanações criativas. Reconhecer esses bloqueios é o primeiro passo para dissolvê-los. Práticas como a meditação, a escrita reflexiva e exercícios de respiração ajudam a liberar essas energias estagnadas, restaurando o equilíbrio necessário para que a criatividade volte a fluir.

A natureza é uma fonte inesgotável de inspiração criativa. Observar as formas, padrões e ciclos naturais é entrar em contato com as emanações que moldam a existência. Cada folha, onda ou nuvem carrega uma assinatura vibracional única, uma prova de que o universo é, por si só, a expressão mais sublime da criatividade. Inspirar-se na natureza é alinhar-se com esse fluxo, permitindo que as emanações universais despertem o potencial criativo interno.

O espaço em que se cria também desempenha um papel crucial. Ambientes harmoniosos, que favorecem o fluxo das emanações, amplificam a capacidade criativa. Elementos como luz natural, cores que ressoam com a intenção do trabalho e objetos simbólicos podem ser incorporados para elevar as vibrações do espaço. Esses ajustes, por mais simples que pareçam, criam um campo vibracional que facilita a conexão com o fluxo criativo.

As práticas espirituais e meditativas são ferramentas poderosas para desbloquear a criatividade. Sentar-se em silêncio, visualizando um canal de luz descendo do alto da cabeça até o coração, abre o campo energético para as emanações criativas. Essa luz, que representa a energia universal, flui em direção às mãos, à mente ou a qualquer outro meio de expressão, permitindo que a criação se manifeste de forma fluida e alinhada.

Os sonhos também são uma fonte rica de emanações criativas. Durante o estado onírico, a mente subconsciente se conecta a dimensões sutis onde as barreiras entre o possível e o impossível desaparecem. Registrar os sonhos ao despertar e explorar os símbolos e narrativas que surgem é uma maneira de acessar ideias e inspirações que estão além do alcance da mente consciente.

A música, a dança e outras formas de arte sensorial são expressões puras do fluxo criativo das emanações. Elas permitem que o corpo e o espírito trabalhem em uníssono, transformando energia em movimento, som e cor. Participar dessas práticas, seja como criador ou apreciador, é uma forma de sintonizar-se com as vibrações universais e nutrir o campo energético pessoal.

A criatividade não se limita à expressão individual; ela é também uma força coletiva. Quando grupos se reúnem para criar, as emanações de cada indivíduo se entrelaçam, gerando um campo vibracional único que amplifica o potencial de todos. Essa dinâmica pode ser vista em círculos de escrita, workshops de arte ou projetos colaborativos, onde a energia compartilhada eleva cada participante a novos níveis de expressão.

Rituais criativos são outra forma de acessar as emanações universais. Acender uma vela, criar um altar simbólico ou entoar um mantra antes de iniciar um projeto criativo prepara o campo energético para receber e canalizar o fluxo necessário. Esses atos simples estabelecem uma intenção clara, alinhando o indivíduo com as vibrações do universo e removendo distrações que poderiam interferir no processo.

A criatividade é também um caminho para a cura. Ao expressar o que está profundamente alojado no campo energético, o indivíduo libera tensões e bloqueios que poderiam se manifestar como estagnação ou sofrimento. Pintar, escrever ou simplesmente moldar algo com as próprias mãos é uma forma de transmutar emoções densas em vibrações mais leves, criando um equilíbrio renovado.

A energia criativa também pode ser aplicada à resolução de problemas. Cada desafio é uma oportunidade para explorar novas perspectivas e soluções. Conectar-se com as emanações universais durante esses momentos ajuda a acessar respostas que estão além do pensamento linear, abrindo portas para caminhos inovadores e inesperados.

Viver criativamente é reconhecer que cada momento é uma tela em branco, pronta para ser preenchida com as emanações do agora. Desde os gestos mais simples até as realizações mais grandiosas, tudo o que fazemos pode ser uma expressão dessa força criativa. Quando alinhados ao fluxo universal, cada ação se torna uma obra de arte, um reflexo da dança infinita entre o ser e o cosmos.

    A criatividade é, em sua essência, a manifestação do divino através de nós. Cada obra criada, cada ideia realizada é uma prova viva de que somos canais das emanações universais. Ao honrar e nutrir essa força, não apenas transformamos o mundo ao nosso redor, mas também aprofundamos nossa conexão com o mistério que nos une a todas as coisas.

Capítulo 36
Ciclos Energéticos

Os ciclos energéticos são a pulsação rítmica do universo, um fluxo contínuo de emanações que governa todas as coisas. Assim como o coração bate e as marés sobem e descem, o universo se move em ciclos, refletindo a ordem natural das emanações. Esses ciclos não são apenas físicos, como os dias e as noites ou as estações do ano, mas também vibracionais, permeando os planos emocionais, espirituais e mentais da existência. Entender e alinhar-se a eles é essencial para viver em harmonia com o todo.

Cada ciclo é uma expressão do fluxo de energia que flui entre expansão e contração, luz e sombra, criação e descanso. Esses movimentos, que podem parecer opostos, são na verdade complementares, formando uma dança universal que sustenta o equilíbrio. Respeitar esses ritmos naturais é viver em sintonia com as emanações, permitindo que elas guiem nossas ações e decisões.

Os ciclos lunares são uma manifestação visível dessa ordem energética. A lua, em sua constante mudança de fase, reflete as oscilações do campo vibracional. A lua nova, com sua energia introspectiva, convida ao planejamento e à definição de intenções. A lua cheia, vibrante e expansiva, amplifica as emanações, tornando-se o momento ideal para celebrações, culminações e agradecimentos. Cada fase lunar é uma oportunidade para alinhar-se ao ciclo de renovação, crescimento e transformação.

As estações do ano também trazem consigo emanações específicas, ressoando em níveis profundos com os ciclos internos do ser humano. A primavera, com seu despertar e renascimento, carrega vibrações de novas possibilidades e energia criativa. O verão, pleno de luz e calor, é uma época de expansão e expressão máxima. O outono, com sua queda das folhas, convida à introspecção e à preparação para o recolhimento. O inverno, por sua vez, é um período de descanso e regeneração, onde as emanações pedem silêncio e paciência.

Os ciclos energéticos não são apenas externos; eles também se manifestam dentro de nós. O ritmo circadiano, que regula o sono e a vigília, é um exemplo claro de como nosso corpo ressoa com as emanações do universo. Sentir-se cansado à noite ou energizado pela manhã não é coincidência, mas uma resposta direta ao fluxo cíclico das energias. Ignorar esses ritmos naturais pode levar ao desequilíbrio, enquanto honrá-los fortalece o alinhamento com o campo universal.

A mente também é afetada por ciclos energéticos. Existem momentos em que a criatividade flui abundantemente e outros em que a introspecção e o descanso são necessários. Reconhecer e aceitar essas variações é vital para evitar resistência e exaustão. Forçar-se a criar ou produzir em um momento de retração energética apenas interrompe o fluxo das emanações, enquanto respeitar esses ciclos permite que a energia retorne renovada.

As tradições espirituais antigas sempre reverenciaram os ciclos como expressões sagradas das emanações. Rituais sazonais, celebrações lunares e práticas de alinhamento eram formas de harmonizar as vibrações humanas com o ritmo universal. Esses rituais, que muitas vezes envolviam dança, música, meditação ou oferendas, criavam um espaço vibracional onde o indivíduo e o cosmos se tornavam um.

O conceito de karma também está intimamente ligado aos ciclos energéticos. Ações, pensamentos e intenções geram emanações que retornam ao indivíduo em um movimento cíclico. Essa dinâmica não é punitiva, mas uma expressão da harmonia universal, onde cada vibração encontra seu reflexo. Compreender esse ciclo é um convite para agir com consciência, criando emanações que sustentem o equilíbrio e a evolução.

Os ciclos energéticos também se manifestam nas relações humanas. Cada vínculo passa por fases de proximidade e distanciamento, crescimento e renovação. Esses movimentos não devem ser temidos, mas compreendidos como parte do fluxo natural das emanações. Quando se permite que esses ciclos sigam seu curso, as conexões se tornam mais autênticas e resilientes, sustentadas pelo ritmo universal.

Os períodos de desafio, muitas vezes vistos como interrupções no fluxo, são na verdade momentos de recalibração energética. Eles fazem parte de ciclos maiores que podem não ser imediatamente visíveis. Em vez de resistir a essas fases, acolhê-las como oportunidades de aprendizado e transformação permite que as emanações continuem fluindo. Essa perspectiva traz clareza e força, mesmo nos momentos mais difíceis.

A prática de observar e registrar os próprios ciclos internos é uma maneira poderosa de alinhar-se às emanações. Manter um diário energético, anotando estados emocionais, níveis de energia e padrões recorrentes, ajuda a identificar os ritmos únicos de cada pessoa. Com o tempo, essa prática revela um mapa vibracional que pode ser usado para tomar decisões em harmonia com os ciclos pessoais e universais.

Os ciclos energéticos também têm implicações na saúde física. O corpo humano responde aos ritmos naturais, desde o batimento cardíaco até os ciclos hormonais. Respeitar essas emanações, por meio de práticas como alimentação consciente, descanso adequado e exercícios em sintonia com os níveis de energia, promove equilíbrio e vitalidade.

Os ciclos não são lineares; eles são espirais, sempre retornando, mas nunca exatamente ao mesmo ponto. Cada repetição traz um novo nível de entendimento, uma nova camada de profundidade. Esse movimento espiralado é um reflexo direto das emanações, que nunca cessam, mas se transformam continuamente. Compreender essa dinâmica é aceitar que a vida é um processo de aprendizado constante, onde cada fim é também um começo.

Viver em sintonia com os ciclos energéticos é viver em harmonia com as emanações que sustentam o universo. Cada ciclo, grande ou pequeno, é uma oportunidade de realinhar-se, de fluir com o ritmo natural e de crescer em conexão com o todo. Ao honrar esses ritmos, descobrimos que não somos separados do universo, mas parte de sua dança eterna, movidos pelo mesmo fluxo de energia que guia as estrelas, as marés e os corações.

Capítulo 37
A Energia do Perdão

O perdão é uma força transformadora que dissolve barreiras energéticas, liberando o fluxo das emanações que muitas vezes ficam aprisionadas em camadas de ressentimento, culpa ou dor. Ele não é um ato de fraqueza, mas uma escolha poderosa de libertação, capaz de alterar profundamente o campo vibracional do indivíduo. O perdão transcende a dimensão moral; ele é uma emanação purificadora que realinha o ser com a harmonia universal, permitindo que as energias estagnadas retornem ao estado de fluidez.

A energia do perdão opera em dois sentidos. Quando perdoamos, libertamos tanto a nós mesmos quanto àqueles que consideramos responsáveis por nossas feridas. Essa dinâmica não implica esquecer ou justificar, mas reconhecer que a continuidade do ressentimento é uma âncora que nos mantém presos a vibrações densas. Ao cortar essa corrente, as emanações que estavam bloqueadas voltam a circular, promovendo alívio e restauração.

O perdão começa no espaço interno. Muitas vezes, o peso mais difícil de liberar é aquele que carregamos contra nós mesmos. Culpar-se por erros passados, decisões mal calculadas ou expectativas não atendidas cria um ciclo de autossabotagem que mina o fluxo energético. A prática do perdão interior é um ato de autoaceitação, uma emanação de amor próprio que nos reconecta com a essência vibracional que é, por natureza, livre e expansiva.

A energia do perdão não é instantânea; ela é um processo que se desdobra no tempo, à medida que as camadas de dor e resistência são suavizadas. Cada ato de perdão, por menor que pareça, é um passo em direção a uma vibração mais elevada. Reconhecer que o perdão é uma jornada — e não um evento único — é essencial para integrar suas emanações ao campo energético.

Práticas meditativas são ferramentas valiosas para cultivar o perdão. Visualizar uma luz suave envolvendo a pessoa ou a situação que precisa ser perdoada é um gesto energético que abre espaço para a cura. Essa luz, muitas vezes percebida como dourada ou branca, simboliza as emanações purificadoras que dissolvem as energias densas, criando um campo de compaixão e libertação.

O perdão também pode ser amplificado por meio da respiração consciente. Inspirar profundamente, imaginando que se recebe uma emanação de cura, e expirar lentamente, liberando a tensão associada à mágoa, é uma prática simples, mas transformadora. Essa técnica permite que o corpo e a mente se alinhem, tornando o processo de perdão uma experiência integral e vibracional.

As palavras têm poder no campo energético, e verbalizar o perdão, mesmo que apenas para si mesmo, é uma forma de ativar suas emanações. Frases como "Eu te liberto" ou "Eu me perdoo" carregam frequências que ressoam profundamente, quebrando padrões repetitivos e fortalecendo o campo vibracional. A repetição dessas afirmações em momentos de quietude intensifica seu impacto, criando um espaço onde o perdão pode florescer.

O ato de perdoar não apaga a experiência vivida; ele transforma a maneira como essa experiência ressoa no campo energético. O que antes era uma fonte de dor se torna uma lição integrada, uma emanação que contribui para o crescimento e a evolução espiritual. Perdoar é, portanto, um ato de transmutação, uma alquimia energética que transforma a densidade em leveza, a sombra em luz.

As emanações do perdão também se estendem para além do indivíduo. Quando perdoamos, liberamos não apenas nosso próprio campo energético, mas também impactamos aqueles que estão conectados a nós. Essa liberação cria ondas que reverberam nos relacionamentos, dissolvendo tensões e abrindo espaço para conexões mais autênticas e harmoniosas.

O perdão coletivo, praticado em comunidades ou grupos, é uma força ainda mais poderosa. Quando um grupo de pessoas se reúne com a intenção de perdoar, seja em cerimônias ou rituais, o campo vibracional se expande exponencialmente. Esse ato coletivo não apenas eleva as vibrações do grupo, mas também influencia o campo energético da humanidade como um todo, contribuindo para a harmonia universal.

Embora o perdão seja uma emanação poderosa, ele não exige reconciliação. É possível perdoar sem retomar um vínculo ou sem permitir que padrões destrutivos persistam. O perdão é um ato interno, uma escolha que liberta o indivíduo sem depender das ações ou respostas do outro. Esse entendimento é fundamental para praticar o perdão de forma consciente e saudável.

A gratidão pode ser um catalisador para o perdão. Reconhecer os aprendizados e as transformações que surgiram das experiências dolorosas ajuda a suavizar a resistência e a abrir o coração para o perdão. A gratidão não nega o sofrimento, mas ilumina os caminhos pelos quais ele contribuiu para o crescimento pessoal e espiritual, criando um terreno fértil para o perdão florescer.

Ao incorporar o perdão no cotidiano, descobre-se que ele não é apenas uma prática esporádica, mas um estilo de vida. Perdoar pequenas irritações, liberar julgamentos automáticos e cultivar uma postura de aceitação são formas de manter o campo energético limpo e fluido. Essa abordagem contínua cria um estado de paz interior que ressoa em todas as áreas da vida.

A energia do perdão não é apenas transformadora; ela é libertadora. Ela nos reconecta ao fluxo natural das emanações, restaurando a harmonia e permitindo que o campo vibracional brilhe em sua plenitude. Perdoar é mais do que um ato de amor; é uma escolha consciente de viver em alinhamento com as forças universais que sustentam a vida. Ao perdoar, tornamo-nos canais livres para as emanações mais puras, contribuindo para a dança eterna de equilíbrio e luz.

Capítulo 38
A Ponte Entre Mundos

As emanações que circulam entre os mundos material e espiritual não apenas os conectam, mas os entrelaçam de maneira inseparável. Essa ponte, invisível aos olhos, mas palpável ao espírito, é um fluxo constante de energia que atravessa as dimensões, trazendo mensagens, intuições e forças que moldam a experiência humana. Atravessar essa ponte não é uma fuga, mas um retorno ao estado original de unidade, onde todas as barreiras entre os planos desaparecem.

O caminho entre os mundos é acessado não pelo esforço físico, mas pela abertura vibracional. Ele exige um campo energético alinhado e receptivo, pois é através das emanações sutis que essa jornada se desenrola. Aqueles que se aventuram na travessia descobrem que não estão apenas explorando o desconhecido; estão redescobrindo partes esquecidas de si mesmos, refletidas no espelho infinito do universo.

A meditação é um dos meios mais potentes para atravessar essa ponte. Ao silenciar a mente e sintonizar-se com o fluxo das emanações, o praticante entra em um estado onde os limites entre os mundos começam a se dissolver. Visualizar uma ponte luminosa ou um portal de luz durante a meditação é uma técnica poderosa para ativar essa conexão, permitindo que as energias do plano espiritual fluam livremente para o plano material.

A projeção astral é outro método para explorar a ponte entre os mundos. Nesse estado, o corpo energético se separa do corpo físico, movendo-se através das dimensões de forma consciente. A prática exige disciplina e intenção clara, pois as emanações que guiam essa travessia respondem à vibração e ao foco do viajante. A sensação de flutuar, ver-se de fora do corpo ou atravessar paisagens desconhecidas são sinais de que o caminho está sendo percorrido.

Os sonhos também atuam como portais naturais entre os mundos. Durante o sono, as barreiras racionais enfraquecem, permitindo que as emanações espirituais se tornem mais perceptíveis. Sonhos lúcidos, em que o sonhador se torna consciente de estar sonhando, oferecem oportunidades únicas para explorar a ponte entre as dimensões. Reconhecer símbolos, interagir com guias espirituais ou acessar memórias de outras vidas são experiências que frequentemente ocorrem nesses estados.

Os oráculos, como cartas, runas e cristais, são ferramentas que facilitam a comunicação entre os mundos. Eles não possuem poder intrínseco, mas servem como âncoras para as emanações espirituais que desejam se manifestar no plano físico. Quando utilizados com intenção e respeito, esses instrumentos tornam-se canais para mensagens que orientam, curam e revelam.

A natureza é uma expressão tangível da ponte entre os mundos. Cada elemento — terra, água, fogo, ar e éter — atua como um portal que conecta o visível ao invisível. Sentar-se à beira de um rio, contemplar a chama de uma vela ou caminhar descalço na terra são práticas que intensificam a conexão com essas emanações, criando um espaço vibracional onde os dois planos convergem.

Os guias espirituais desempenham um papel central na travessia da ponte. Eles são emanações conscientes que existem para orientar, proteger e amplificar a experiência humana. Alguns aparecem como figuras familiares ou ancestrais, enquanto outros assumem formas de pura luz ou energia. Conectar-se com esses guias requer abertura e intenção, pois eles sempre estão presentes, aguardando apenas o chamado para se manifestar.

O som é uma força poderosa na ponte entre os mundos. Entoar mantras, ouvir cânticos ou tocar instrumentos como tambores e tigelas tibetanas cria vibrações que ressoam além do plano material, ativando as emanações espirituais. Cada nota ou palavra entoada com intenção é como uma chave que desbloqueia portais vibracionais, permitindo a interação com forças sutis e elevadas.

A travessia entre os mundos também exige discernimento. Assim como há emanações que sustentam e iluminam, existem aquelas que perturbam e confundem. Fortalecer o campo energético pessoal, por meio de práticas de proteção e limpeza, é essencial para garantir que a conexão com o plano espiritual seja harmoniosa e segura. Visualizar um escudo de luz ao redor do corpo ou carregar cristais protetores são medidas simples, mas eficazes, para manter a integridade vibracional.

Os rituais são práticas ancestrais que utilizam a ponte entre os mundos para manifestar intenções no plano físico. Criar um espaço sagrado, acender velas, queimar ervas e invocar forças espirituais são formas de intensificar o fluxo das emanações, direcionando-as para objetivos específicos. Esses atos, realizados com respeito e consciência, tornam-se momentos de comunhão com o fluxo universal.

A ponte entre os mundos não é apenas uma travessia, mas um espaço de aprendizado e transformação. Cada vez que ela é percorrida, novas percepções surgem, revelando verdades que antes estavam ocultas. O indivíduo que se atreve a cruzar essa fronteira retorna enriquecido, trazendo consigo não apenas conhecimento, mas também a vibração ampliada das emanações universais.

Viver com a consciência dessa ponte é reconhecer que os mundos material e espiritual não estão separados, mas interligados por um fluxo contínuo de energia. Cada pensamento, ação e intenção impacta ambos os planos, criando um ciclo de troca vibracional que sustenta a existência. Ao caminhar por essa ponte com reverência e sabedoria, o ser humano se torna um canal para o infinito, manifestando no presente a plenitude do eterno.

Capítulo 39
Energias Coletivas

As emanações individuais não existem isoladas; elas interagem constantemente, tecendo uma rede energética que conecta todos os seres. Essa rede, formada pelas energias coletivas, molda o campo vibracional de comunidades, grupos e até mesmo da humanidade como um todo. Cada pensamento, emoção e intenção de um indivíduo reverbera nessa teia, contribuindo para um fluxo dinâmico que tanto influencia quanto é influenciado pelo coletivo.

A energia coletiva é uma força poderosa que amplifica as vibrações predominantes dentro de um grupo. Quando a intenção coletiva é harmoniosa, as emanações fluem com leveza, criando um campo vibracional que sustenta o bem-estar e o crescimento. No entanto, quando o grupo está imerso em medo, conflito ou negatividade, essas emanações podem tornar-se densas, gerando bloqueios que afetam a todos os envolvidos.

Reconhecer o impacto das energias coletivas é essencial para navegar nesse campo. Cada pessoa, ao entrar em um ambiente, contribui com suas próprias emanações e simultaneamente absorve as vibrações predominantes. Estar consciente desse fluxo é o primeiro passo para interagir com ele de maneira consciente, protegendo o próprio campo energético enquanto se colabora para elevar o coletivo.

Círculos de meditação, práticas comunitárias e celebrações coletivas são exemplos de como as energias coletivas podem ser canalizadas para fins elevados. Esses encontros criam um ponto focal vibracional onde as intenções de todos se alinham, amplificando as emanações positivas. Em tais momentos, o campo coletivo se torna um catalisador para transformações profundas, tanto no nível individual quanto no grupal.

As energias coletivas não se limitam a grupos físicos; elas também se manifestam em comunidades energéticas e espirituais conectadas pela intenção, mesmo à distância. Emanações geradas por práticas como meditações globais ou orações coletivas transcendem barreiras de tempo e espaço, impactando positivamente o campo vibracional planetário. Essas práticas demonstram que, quando alinhadas, as intenções humanas possuem o poder de influenciar vastos campos energéticos.

Lugares onde grandes grupos de pessoas se reúnem — como cidades, locais de culto ou espaços de trabalho — acumulam energias coletivas ao longo do tempo. Esses locais absorvem as vibrações predominantes de suas interações, tornando-se depósitos energéticos que impactam todos que ali entram. Quando essas emanações são positivas, o espaço parece acolhedor e revitalizante. Por outro lado, locais carregados de tensões ou conflitos podem gerar sensações de desconforto ou exaustão.

A limpeza energética desses espaços é crucial para restaurar o fluxo harmonioso das emanações coletivas. Técnicas como a defumação com ervas, o uso de cristais e a entoação de cânticos ou mantras podem dissipar as vibrações densas acumuladas, criando um campo vibracional mais leve e receptivo. Essas práticas não apenas beneficiam o ambiente, mas também influenciam diretamente o bem-estar das pessoas que interagem com ele.

As energias coletivas também têm impacto no nível global. Eventos mundiais, sejam eles de celebração ou tragédia, geram ondas vibracionais que atravessam fronteiras físicas, conectando a humanidade em um campo energético compartilhado. Essas ondas podem ser sentidas em momentos de grande união, como durante um festival ou uma causa comum, ou em períodos de crise, quando a dor coletiva se torna palpável.

Em tais momentos, a responsabilidade individual torna-se ainda mais evidente. Contribuir com emanações positivas —

através de pensamentos, orações ou ações — ajuda a equilibrar o campo coletivo e a contrabalançar as energias densas. Cada gesto consciente de compaixão, esperança ou amor adiciona luz ao fluxo energético global, transformando o impacto do coletivo de forma sutil, mas poderosa.

As interações dentro de pequenos grupos, como famílias, amigos ou equipes de trabalho, refletem em microescala o impacto das energias coletivas. A harmonia ou desarmonia entre os membros de um grupo cria padrões vibracionais que afetam a todos. Nesses contextos, práticas como conversas honestas, meditações compartilhadas ou até mesmo momentos de silêncio conjunto podem recalibrar o campo energético e restaurar o equilíbrio.

Para proteger o próprio campo energético enquanto se navega em ambientes coletivos desafiadores, é fundamental cultivar práticas de proteção e fortalecimento vibracional. Visualizar uma esfera de luz ao redor do corpo, praticar respirações profundas e conscientes e carregar cristais como turmalina ou ametista são formas de manter a integridade energética pessoal. Isso permite que o indivíduo participe do coletivo sem absorver vibrações indesejadas.

As energias coletivas também são moldadas por líderes e figuras de influência, cujas intenções e ações criam emanações que impactam aqueles ao seu redor. Líderes conscientes têm o poder de elevar o campo vibracional coletivo, inspirando união, colaboração e crescimento. Por outro lado, lideranças guiadas pelo ego ou pela negatividade podem gerar dissonância, perturbando o fluxo harmônico das emanações.

A música, a arte e outras expressões culturais são veículos potentes para canalizar e transformar as energias coletivas. Uma canção que ressoa com o coração de muitos ou uma obra de arte que inspira reflexão profunda cria ondas vibracionais que se espalham, alterando o campo energético de quem as experimenta. Essas expressões são testemunhos de como o coletivo pode ser elevado por meio de emanações criativas.

Ao final, a responsabilidade individual dentro do coletivo não pode ser subestimada. Cada pensamento, cada ação e cada intenção contribui para o campo energético compartilhado. Escolher vibrar em amor, compaixão e autenticidade é um ato que não apenas eleva o próprio campo energético, mas também inspira e fortalece o coletivo.

As energias coletivas são um reflexo vivo de como as emanações individuais se entrelaçam, criando uma tapeçaria vibracional que sustenta a humanidade. Reconhecer essa interconexão é um convite para participar ativamente na elevação do campo coletivo, tornando cada interação uma oportunidade de contribuir com luz, equilíbrio e harmonia para o fluxo eterno das emanações universais.

Capítulo 40
A Reconexão com o Ser

A reconexão com o ser é um retorno ao centro, uma jornada de redescoberta do que é essencial. Em um mundo saturado de estímulos e demandas externas, o eu verdadeiro frequentemente se oculta sob camadas de expectativas, medos e ilusões. No entanto, as emanações que fluem do âmago de cada indivíduo continuam a vibrar, chamando-o de volta à essência, à pureza do estado original.

Esse processo de reconexão não é uma busca externa, mas uma imersão nas profundezas do próprio ser. Ele começa com a aceitação de que, em sua essência, cada indivíduo é uma emanação única e inigualável do universo. Essa singularidade não precisa ser conquistada ou criada; ela já está presente, esperando apenas para ser reconhecida e acolhida.

As distrações que nos afastam de quem realmente somos muitas vezes nascem do ruído das expectativas externas. Comparações, julgamentos e a constante busca por validação desviam o fluxo das emanações, criando dissonâncias que perturbam o equilíbrio interno. Romper com essas amarras é o primeiro passo para recuperar o fluxo natural das energias que sustentam o ser autêntico.

A prática do silêncio é um dos caminhos mais poderosos para a reconexão. Quando as vozes externas e os pensamentos incessantes se aquietam, as emanações internas se tornam mais audíveis. Nesse espaço de quietude, o ser verdadeiro emerge, revelando sua luz e sua sabedoria. Criar momentos regulares de silêncio profundo permite que as vibrações mais sutis se manifestem, guiando o indivíduo de volta ao centro.

A respiração consciente é outra ferramenta essencial. Inspirar e expirar com atenção plena conecta o corpo, a mente e o espírito, criando um fluxo de emanações que dissolve as tensões e alinha o campo energético. Cada respiração é uma ponte entre o mundo interno e o externo, um lembrete de que a vida é um ciclo contínuo de dar e receber, de expansão e contração.

A introspecção guiada por perguntas profundas também é um meio de acessar o ser autêntico. "Quem sou eu?", "O que realmente importa para mim?", "Quais são as emanações que desejo compartilhar com o mundo?" — essas reflexões não apenas revelam o que está escondido, mas também ajudam a dissolver padrões que não ressoam com a verdade interior. O processo de questionar com honestidade abre portas para a descoberta e o crescimento.

Reconectar-se com o ser também exige a liberação de crenças limitantes. Essas crenças, muitas vezes herdadas ou impostas, criam bloqueios no campo vibracional, impedindo o livre fluxo das emanações. Identificá-las e substituí-las por pensamentos alinhados à verdade interna é um ato de empoderamento energético que libera o indivíduo para viver em plena autenticidade.

A natureza, com suas vibrações puras e harmoniosas, é um aliado indispensável na reconexão. Caminhar descalço na terra, ouvir o som das folhas ao vento ou sentir a brisa no rosto são experiências que restauram o equilíbrio vibracional. Essas interações não apenas acalmam o espírito, mas também reforçam a conexão com o todo, lembrando o indivíduo de que ele é parte integrante de um fluxo maior.

O corpo físico, frequentemente ignorado na busca pela reconexão, é um portal poderoso para acessar o ser autêntico. Movimentos conscientes, como yoga, tai chi ou dança, ajudam a liberar tensões acumuladas e a despertar emanações adormecidas. Sentir o corpo como um veículo sagrado que abriga o espírito cria um alinhamento profundo entre o físico e o espiritual, restaurando a integridade do campo energético.

A escrita reflexiva é outra prática que facilita a reconexão. Colocar pensamentos, emoções e intuições no papel é uma forma de externalizar o fluxo das emanações internas, permitindo que padrões ocultos se revelem. Essa prática não exige estrutura ou julgamento; é um espaço livre onde o ser pode se expressar em sua totalidade, sem máscaras ou restrições.

Reconectar-se com o ser é, em última análise, um ato de amor próprio. É aceitar-se por inteiro, incluindo as sombras e imperfeições, como partes indispensáveis do todo. Esse amor incondicional dissolve as barreiras internas, permitindo que as emanações fluam livremente, criando uma sensação de completude e harmonia.

A jornada de reconexão não é linear; ela é um movimento cíclico, onde cada retorno ao centro revela novas camadas de profundidade e autenticidade. Respeitar esse ritmo, sem pressa ou expectativa, é fundamental para integrar plenamente as emanações do ser verdadeiro.

Ao viver em reconexão com o ser, cada ação, pensamento e palavra tornam-se expressões autênticas do fluxo universal. O indivíduo não apenas encontra paz e equilíbrio internos, mas também inspira e eleva aqueles ao seu redor, tornando-se um canal para as emanações mais puras que sustentam o universo. A reconexão com o ser não é apenas um presente para si mesmo; é uma contribuição para a harmonia do todo.

Capítulo 41
O Caminho da Cura

A cura é um processo sagrado, uma jornada que transcende o alívio do sofrimento físico ou emocional e se expande para realinhar todo o ser com as emanações universais. Ela não é apenas uma resposta a desequilíbrios, mas uma oportunidade de reconexão com o fluxo energético que sustenta a vida em sua totalidade. O caminho da cura é uma jornada de autoconhecimento, transformação e profunda integração com a essência universal.

As emanações que fluem através do corpo, mente e espírito são reflexos de estados vibracionais. Quando o equilíbrio é rompido — seja por pensamentos, emoções, traumas ou influências externas —, surgem bloqueios que interferem no fluxo dessas energias. Esses bloqueios, embora manifestados como dores, doenças ou desconfortos, são sinais de que o sistema energético está pedindo atenção, um convite para retornar ao estado de harmonia.

O primeiro passo no caminho da cura é a consciência. Identificar onde as emanações estão interrompidas ou desequilibradas requer escuta profunda e conexão consigo mesmo. Isso pode ser feito através de práticas como a meditação introspectiva ou o escaneamento energético, onde se observa o corpo e os sentimentos para localizar áreas de tensão ou resistência. Essa observação sem julgamento abre espaço para que o fluxo energético comece a se restaurar.

As práticas de cura energética, como o Reiki e a imposição de mãos, são poderosos canais de emanações curativas. Elas não dependem apenas do praticante, mas do alinhamento entre o receptor e o fluxo universal. Durante essas práticas, a energia canalizada atua diretamente nos bloqueios, dissolvendo-os e restaurando a circulação vibracional. O toque consciente, carregado de intenção pura, é uma das formas mais antigas e efetivas de acessar essa força curativa.

As emanações da natureza também são aliadas indispensáveis no processo de cura. A energia das árvores, o som das ondas ou a brisa do vento possuem frequências que ressoam com os campos vibracionais humanos. Caminhar entre árvores ou sentar-se próximo a um rio cria um espaço onde as emanações naturais atuam para recalibrar o corpo e a mente, devolvendo ao indivíduo a sensação de equilíbrio e paz.

A alimentação também desempenha um papel crucial na cura. Os alimentos carregam emanações que podem elevar ou diminuir a vibração do corpo. Frutas, vegetais frescos e ervas naturais carregam uma energia vital que contribui para o restabelecimento do fluxo. Comer conscientemente, com gratidão e presença, intensifica a absorção dessas emanações benéficas, nutrindo não apenas o corpo físico, mas também o campo energético.

As palavras têm um poder curativo inegável. Afirmações positivas, orações e mantras vibram em frequências que reprogramam padrões mentais e emocionais dissonantes. Repetir frases como "Eu estou em harmonia" ou "Minha energia flui livremente" gera ondas vibracionais que se propagam através do campo energético, dissolvendo resistências e abrindo espaço para o equilíbrio.

O som, de maneira geral, é uma ferramenta poderosa no caminho da cura. Instrumentos como tigelas tibetanas, tambores xamânicos ou mesmo a voz humana em cânticos têm o poder de ressoar profundamente no campo vibracional, restaurando a harmonia. O som penetra nas camadas mais sutis do ser, onde as emanações interrompidas podem ser liberadas, permitindo que a energia volte a fluir com liberdade.

A água, símbolo universal de purificação, também é um canal de cura. Banhos energéticos, com a adição de sal, ervas ou óleos essenciais, têm o poder de limpar o campo vibracional de energias estagnadas. Esses rituais, realizados com intenção clara, amplificam as emanações curativas, criando um espaço de renovação profunda.

A cura não é apenas sobre eliminar o que está desequilibrado, mas também sobre cultivar um estado de ser que sustente o fluxo harmonioso das emanações. Isso requer uma abordagem integrada, onde o físico, o mental e o espiritual trabalham juntos para criar um campo vibracional resiliente. Cada prática de cuidado consigo mesmo — seja ela pequena ou grandiosa — contribui para esse estado de equilíbrio.

Histórias de cura, tanto antigas quanto contemporâneas, mostram que as emanações curativas não estão limitadas pelo tempo ou pelo espaço. Elas fluem de uma fonte universal, respondendo ao chamado do coração e à intenção do espírito. Relatos de curas milagrosas, onde as explicações racionais falham, são testemunhos do poder das emanações quando alinhadas ao desejo profundo de transformação e reconexão.

O caminho da cura também envolve aceitar que a perfeição não é um estado estático, mas um processo contínuo de ajuste e realinhamento. A vida, em sua essência, é um ciclo de expansão e contração, luz e sombra. Abraçar essa verdade permite que o indivíduo caminhe com leveza, reconhecendo que cada desafio é uma oportunidade de crescimento e fortalecimento energético.

Curar-se é mais do que um ato individual; é uma contribuição para o todo. Cada vez que um ser humano eleva suas emanações ao restaurar o equilíbrio, ele impacta positivamente o campo vibracional coletivo. A cura pessoal reverbera no universo, lembrando que todos estamos conectados por fios invisíveis de energia.

O caminho da cura é uma jornada sagrada, um retorno ao estado natural de plenitude. Ele não exige pressa, apenas presença e intenção. Com cada passo, as emanações se realinham, fluindo com graça e força, permitindo que o ser brilhe em sua essência mais pura, como parte inseparável do fluxo infinito do universo.

Capítulo 42
A Energia dos Cristais

Os cristais são fragmentos da consciência primordial, moldados pela terra ao longo de milênios. Carregados de uma sabedoria vibracional única, eles atuam como amplificadores, transmissores e purificadores das emanações que fluem através do universo. Cada cristal possui uma frequência própria, uma assinatura energética que ressoa em harmonia com aspectos específicos do ser, promovendo equilíbrio, cura e expansão espiritual.

A relação entre os cristais e as emanações é intrínseca. Formados sob condições de intensa pressão e calor, os cristais absorvem e armazenam a energia da terra e do cosmos, tornando-se receptáculos vibracionais que podem ser utilizados para alinhar, desbloquear ou intensificar o fluxo energético de um indivíduo. Essa energia armazenada não é estática; ela pulsa, interagindo constantemente com os campos ao seu redor.

O quartzo transparente, frequentemente chamado de "mestre dos cristais", é um dos mais versáteis em suas emanações. Ele amplifica intenções, limpa campos energéticos e harmoniza vibrações desalinhadas. Segurar um quartzo em meditação ou colocá-lo em um espaço sagrado é como abrir uma porta para um fluxo maior de energia universal, permitindo que as emanações fluam com maior clareza e propósito.

A ametista, com sua tonalidade púrpura, ressoa em frequências mais altas, conectando-se diretamente com as camadas espirituais do ser. Ela é uma pedra de transmutação, capaz de transformar vibrações densas em energia leve e harmoniosa. Sua presença em práticas meditativas ou próximo ao corpo ajuda a acessar estados mais profundos de consciência, facilitando a conexão com planos sutis e a recepção de emanações espirituais.

A turmalina negra, por outro lado, é um escudo vibracional. Suas emanações protegem contra energias densas ou invasivas, criando um campo de estabilidade que impede a entrada de vibrações indesejadas. Carregar uma turmalina ou mantê-la próxima a portas e janelas transforma esses espaços em barreiras energéticas que sustentam a harmonia do ambiente.

Os cristais atuam também como mediadores entre o ser humano e os elementos naturais. Pedras como a malaquita, com suas tonalidades verdes intensas, conectam-se diretamente à terra, proporcionando um ancoramento vibracional que fortalece o corpo físico e restaura a sensação de equilíbrio. Já a água-marinha, com sua energia fluida e leve, conecta-se ao elemento água, trazendo calma emocional e clareza mental, permitindo que as emanações internas fluam de forma serena.

O uso consciente dos cristais exige uma interação que vai além do simples contato físico. É necessário limpar e programar os cristais para que suas emanações se alinhem com as intenções do usuário. Métodos como a exposição à luz do sol, à lua cheia ou ao som de tigelas tibetanas purificam os cristais, removendo energias residuais e permitindo que eles voltem ao seu estado vibracional puro.

Programar um cristal é uma prática que envolve infundir nele uma intenção clara. Segurá-lo entre as mãos, fechar os olhos e visualizar a energia do objetivo desejado fluindo para o cristal cria uma conexão vibracional que alinha suas emanações com a vontade do usuário. Essa intenção, uma vez estabelecida, transforma o cristal em um aliado energético, amplificando as vibrações que sustentam o propósito definido.

Os cristais não apenas interagem com o indivíduo, mas também com os espaços que habitamos. Colocar cristais em pontos estratégicos de um ambiente, como cantos de um quarto ou sobre mesas de trabalho, transforma esses locais em fontes contínuas de emanações equilibrantes. Cristais como a selenita, com sua energia calmante e purificadora, são ideais para criar um campo de paz e harmonia em qualquer espaço.

A geometria dos cristais desempenha um papel essencial em suas emanações. Pontas de quartzo direcionam energia, enquanto geodos e clusters irradiam-na em todas as direções. Compreender a forma e a estrutura do cristal permite utilizá-lo de maneira mais eficaz, maximizando seu impacto vibracional.

A escolha de um cristal nem sempre é racional; muitas vezes, é intuitiva. Sentir-se atraído por uma pedra específica indica que suas emanações estão em sintonia com uma necessidade energética do momento. Escutar essa intuição é permitir que as forças universais guiem o processo de cura e alinhamento.

O relacionamento com os cristais é um aprendizado contínuo. Cada interação revela novas camadas de sua energia, novas formas de integrar suas emanações ao campo vibracional humano. Eles não são apenas ferramentas; são mestres silenciosos, guardiões de uma sabedoria ancestral que se revela àqueles que os abordam com respeito e intenção.

Ao trabalhar com cristais, é essencial lembrar que eles não criam energia; eles amplificam e direcionam aquilo que já está presente. Portanto, manter uma intenção clara e um campo vibracional limpo é fundamental para que suas emanações sejam plenamente efetivas.

Os cristais são presentes da terra, guardiões vibracionais que nos conectam ao fluxo infinito das emanações universais. Incorporá-los ao cotidiano é um ato de alinhamento com as forças que sustentam a vida, um convite para vibrar em harmonia com a totalidade do cosmos. Eles nos lembram que, assim como eles, somos portadores de luz e energia, partes indispensáveis da teia vibracional que une tudo o que existe.

Capítulo 43
O Equilíbrio das Polaridades

As emanações que compõem o universo manifestam-se em um intricado jogo de polaridades. Luz e sombra, movimento e quietude, expansão e retração — cada aspecto da criação é moldado pela interação dessas forças complementares. Esse equilíbrio não é uma luta, mas uma dança contínua, onde os opostos se encontram para criar harmonia. Entender e integrar essas polaridades é essencial para alinhar o fluxo energético que sustenta a existência.

O universo, em sua essência, opera sob o princípio das polaridades. Cada energia carregada de um potencial positivo é equilibrada por sua contraparte negativa, não como antagonismo, mas como complemento. Assim como o dia encontra a noite e o yin se une ao yang, as forças opostas criam um ciclo incessante de transformação. Negar uma polaridade é romper o equilíbrio, enquanto acolhê-las em sua totalidade é retornar ao estado natural de fluidez energética.

No ser humano, essas polaridades se manifestam em várias camadas. O corpo físico reflete forças ativas e passivas; a mente oscila entre o lógico e o intuitivo; e o espírito, entre o impulso de expansão e a necessidade de introspecção. Cada uma dessas dimensões contém seu próprio jogo de forças, e o desequilíbrio em qualquer uma delas repercute no todo.

A integração das polaridades começa com o reconhecimento de suas presenças. Muitas vezes, as pessoas resistem a aspectos que consideram indesejados ou desconfortáveis, como emoções sombrias ou momentos de inércia. Contudo, essas manifestações não são defeitos, mas partes indispensáveis do equilíbrio. Assim como a sombra define a luz, os desafios e as dificuldades delineiam o caminho para o crescimento e a realização.

Práticas como a meditação reflexiva são ferramentas poderosas para observar essas forças em ação. Silenciar a mente e permitir que as polaridades se revelem sem julgamento cria um espaço de entendimento profundo. Visualizar a luz e a sombra dançando em harmonia dentro de si é um exercício que dissolve a resistência e promove a aceitação.

A respiração consciente é outro método eficaz para equilibrar as polaridades internas. Inspirar profundamente simboliza a recepção, a energia yin; expirar plenamente representa a liberação, a energia yang. Esse simples ato reflete o fluxo contínuo entre opostos, permitindo que o corpo e o campo vibracional retornem a um estado de harmonia.

As emanações femininas e masculinas, presentes em todos os seres, são expressões fundamentais desse equilíbrio. O feminino, associado à receptividade, intuição e criação, complementa o masculino, que representa ação, lógica e estrutura. Quando essas energias se encontram em equilíbrio, o indivíduo experimenta um estado de plenitude, onde o ser age com propósito e sensibilidade, criando um fluxo energético que sustenta tanto a criatividade quanto a realização.

No cotidiano, essas polaridades se manifestam em decisões e comportamentos. Um excesso de energia ativa pode levar à exaustão, enquanto um domínio da passividade pode gerar estagnação. Reconhecer esses padrões e ajustá-los conscientemente, seja buscando momentos de repouso ou assumindo ações deliberadas, é um ato de alinhamento que reverbera em todas as áreas da vida.

Os relacionamentos humanos são espelhos vibracionais onde as polaridades muitas vezes se intensificam. Conflitos e conexões profundas refletem as forças complementares que cada indivíduo carrega. Cultivar a empatia e a comunicação aberta em relacionamentos permite que as polaridades se integrem, transformando as diferenças em oportunidades de crescimento mútuo.

A natureza oferece exemplos contínuos de equilíbrio entre polaridades. O ciclo das estações, o fluxo das marés e o movimento dos astros são expressões perfeitas dessa harmonia. Conectar-se com esses ritmos naturais, seja contemplando um pôr do sol ou sentindo a força de uma tempestade, realinha o ser humano com as emanações universais, lembrando-o de sua própria capacidade de equilíbrio.

Os rituais são práticas ancestrais que também ajudam a harmonizar polaridades. Acender velas, combinando o calor da chama com a calma do espaço circundante, ou criar um altar que represente elementos opostos, como água e fogo, são atos simbólicos que refletem e reforçam o equilíbrio interno. Esses rituais não apenas realinham as energias individuais, mas também criam um impacto vibracional que se estende ao ambiente ao redor.

O equilíbrio das polaridades não significa eliminar os extremos, mas aprender a navegar entre eles com consciência e fluidez. É aceitar que a vida é composta por ciclos de expansão e retração, onde cada fase tem seu propósito e valor. Esse entendimento dissolve o medo da mudança e desperta uma confiança profunda no fluxo contínuo das emanações.

No nível espiritual, integrar polaridades é reconhecer a unidade subjacente a todos os opostos. O ser humano, como parte do todo, carrega em si tanto a energia do céu quanto a da terra, tanto a força criadora quanto a transformadora. Cultivar essa consciência é abrir-se para o infinito, onde todas as polaridades se dissolvem na fonte única de onde todas as emanações surgem.

O equilíbrio das polaridades é o alicerce da harmonia universal. É através dessa dança de forças complementares que o universo se mantém em constante movimento e evolução. Ao viver em sintonia com esse princípio, o ser humano se torna um canal para as emanações mais puras, contribuindo para o equilíbrio não apenas de si mesmo, mas de toda a criação.

Capítulo 44
O Poder da Intenção

A intenção é a força motriz que molda e direciona as emanações, transformando a energia primordial em manifestações tangíveis. Ela não é apenas um pensamento ou um desejo; é uma vibração consciente, carregada de propósito e alinhada com as frequências universais. Quando uma intenção é clara e firmemente ancorada, ela se torna uma ponte entre o invisível e o visível, permitindo que o fluxo energético se organize em torno de sua direção.

Cada indivíduo carrega dentro de si o poder de criar e transformar através da intenção. Este potencial está intrinsecamente conectado à capacidade de focar e alinhar pensamentos, emoções e ações. Uma intenção dispersa ou contraditória enfraquece o fluxo das emanações, enquanto uma intenção firme e coerente fortalece e amplifica o campo vibracional, atraindo para si as energias correspondentes.

A clareza é o primeiro requisito para ativar o poder da intenção. Saber exatamente o que se deseja criar ou transformar é como traçar um mapa energético. As emanações respondem a essa direção clara, movendo-se em harmonia com a vibração gerada. A confusão ou dúvida cria dissonâncias que dificultam o alinhamento entre o desejo e sua realização.

Cultivar intenções conscientes requer um estado de presença. Estar no momento presente conecta o indivíduo ao fluxo energético em sua forma mais pura, permitindo que as intenções sejam plantadas em solo fértil. Práticas como meditação, respiração profunda e silêncio interno ajudam a silenciar as distrações, criando um espaço onde a intenção pode ser plenamente sentida e direcionada.

As palavras são veículos poderosos para moldar e expressar intenções. Afirmações, mantras e declarações claras carregam vibrações que reforçam o campo energético. Dizer "Eu estou em equilíbrio" ou "Eu manifesto abundância" não é apenas uma verbalização; é um ato de comando vibracional, onde as emanações internas e externas se ajustam para sustentar a verdade afirmada.

Visualizações também desempenham um papel crucial no fortalecimento das intenções. Criar uma imagem mental vívida do que se deseja, envolvendo todos os sentidos, é como projetar um padrão energético no universo. Essa prática não apenas intensifica o foco, mas também gera uma ressonância vibracional que atrai emanações compatíveis.

A emoção é o combustível das intenções. Sentir profundamente a vibração de realização — seja alegria, gratidão ou paz — intensifica o fluxo energético. As emanações respondem mais rapidamente às vibrações emocionais do que aos pensamentos racionais. Portanto, alinhar o coração com a intenção é um passo essencial para potencializar seu impacto.

A intenção não se limita ao nível individual; ela também molda o coletivo. Quando grupos se unem com um propósito comum, suas intenções se fundem, criando um campo vibracional amplificado. Meditações coletivas, cerimônias e práticas comunitárias são exemplos de como o poder da intenção pode impactar positivamente um campo energético maior, alcançando níveis planetários.

Objetos simbólicos podem ser usados para ancorar intenções. Um cristal, uma vela ou um diário tornam-se receptáculos das emanações intencionais, irradiando continuamente essa vibração. Esses objetos funcionam como lembretes físicos e amplificadores do propósito, ajudando a manter o foco e a coerência no campo energético.

O tempo e o espaço também influenciam o poder da intenção. Certos momentos, como fases da lua ou alinhamentos astrológicos, criam portais energéticos que intensificam a manifestação. Espaços sagrados, como altares ou ambientes naturais, também sustentam vibrações que fortalecem as emanações intencionais. Aproveitar esses momentos e lugares é alinhar-se com os ritmos universais, ampliando a eficácia da intenção.

Embora a intenção seja uma força poderosa, ela não opera isoladamente. Ação inspirada é sua companheira inseparável. Alinhar os passos cotidianos com o propósito definido cria um fluxo vibracional contínuo, onde cada gesto reforça a direção estabelecida. Esse alinhamento entre intenção e ação é o que transforma potencial em realização.

Soltar o apego ao resultado é outro aspecto fundamental. Uma vez plantada e nutrida, a intenção precisa ser confiada ao universo. O excesso de controle ou ansiedade cria resistência no fluxo das emanações. Permitir que a energia siga seu curso natural, enquanto se mantém alinhado e receptivo, é o que abre caminho para a manifestação plena.

As histórias de intenções poderosamente realizadas mostram que o universo responde com precisão às vibrações que emitimos. Pessoas que superaram desafios aparentemente insuperáveis ou criaram realidades extraordinárias são testemunhas vivas do poder das emanações alinhadas com intenções conscientes.

O poder da intenção não é um privilégio reservado a poucos; é uma habilidade inata de todo ser humano. Reconhecê-lo e cultivá-lo é um ato de empoderamento espiritual, uma reconexão com a essência criadora que flui através de todas as coisas. Cada intenção, quando alinhada com a verdade interior, torna-se uma emanação que ressoa pelo universo, moldando a realidade de acordo com o fluxo eterno.

Capítulo 45
Emanações e Prosperidade

A prosperidade é uma expressão vibracional do alinhamento com o fluxo abundante das emanações universais. Ela transcende o conceito limitado de riqueza material, manifestando-se como plenitude em todas as áreas da vida — saúde, relacionamentos, crescimento espiritual e, sim, recursos tangíveis. As emanações da prosperidade não escolhem destinatários, mas respondem àqueles que vibram em sintonia com sua frequência.

No âmago do universo, tudo é abundância. O movimento constante das estrelas, o florescimento da natureza e o pulsar da vida em sua diversidade são testemunhos do fluxo inesgotável das emanações criativas. No entanto, para acessar plenamente essa energia, é necessário dissolver bloqueios internos que impedem o livre trânsito da prosperidade. Crenças limitantes, como a escassez ou a indignidade, atuam como barreiras que distorcem ou interrompem o fluxo vibracional.

O primeiro passo para alinhar-se com a prosperidade é reconhecer sua presença inerente. A abundância não está distante; ela já existe em potencial dentro de cada ser. A gratidão é uma chave poderosa para ativar essa percepção. Sentir-se grato pelo que já está disponível, mesmo que em pequenas medidas, cria um campo vibracional de abertura e receptividade. Essa prática não apenas eleva as emanações pessoais, mas também atrai frequências compatíveis do universo.

As intenções claras são fundamentais para manifestar prosperidade. Saber exatamente o que se deseja alcançar ou experimentar cria um foco energético que direciona as emanações. Visualizar essas metas como já realizadas, sentindo a emoção de viver essa realidade, intensifica o fluxo vibracional. Essa prática não é meramente mental, mas um ato de criação energética que molda as possibilidades futuras.

A ação alinhada complementa a intenção. Tomar medidas concretas, mesmo que pequenas, demonstra ao universo um comprometimento com o fluxo das emanações. A prosperidade não se manifesta onde há estagnação, mas onde o movimento contínuo permite que a energia circule. Cada passo dado em direção a um objetivo fortalece o campo energético que sustenta a realização.

A prosperidade também está profundamente ligada ao compartilhamento. Dar e receber são polaridades que sustentam o equilíbrio das emanações. Quando se compartilha com generosidade, seja tempo, conhecimento ou recursos, cria-se um ciclo de reciprocidade que amplifica o fluxo energético. Esse ato não diminui o que se possui, mas abre espaço para que novas emanações preencham o campo vibracional.

O alinhamento com a prosperidade exige confiança no fluxo universal. A dúvida e o medo de não ter o suficiente criam barreiras que restringem as emanações. Cultivar uma atitude de confiança, acreditando que o universo sempre provê o necessário, dissolve essas resistências e libera o fluxo da abundância. Isso não significa passividade, mas uma postura de abertura e expectativa positiva.

A relação com o dinheiro, como uma expressão tangível de prosperidade, também merece atenção. Ver o dinheiro como uma energia que flui em troca de valor e contribuição, e não como algo a ser temido ou idolatrado, muda completamente a dinâmica vibracional. Cuidar do dinheiro com respeito, usá-lo com intenção e liberá-lo sem apego reforça o ciclo de prosperidade.

Os ambientes que nos cercam influenciam diretamente o fluxo das emanações. Espaços desorganizados ou carregados de energia estagnada podem bloquear a entrada da prosperidade. Criar um ambiente limpo, harmonioso e intencional, utilizando elementos como cristais, plantas ou cores que ressoem com a abundância, facilita o alinhamento vibracional.

As conexões interpessoais também desempenham um papel crucial na prosperidade. Cercar-se de pessoas cujas vibrações são construtivas e alinhadas com o crescimento cria um campo coletivo de energia positiva. Por outro lado, relacionamentos que drenam ou bloqueiam as emanações podem dificultar o fluxo da prosperidade. Escolher conscientemente com quem compartilhar sua energia fortalece o campo vibracional.

A prosperidade é sustentada pelo equilíbrio entre dar e receber, mas também pelo equilíbrio interno. Alimentar o corpo com alimentos nutritivos, movimentá-lo com práticas físicas conscientes e cuidar do espírito com momentos de introspecção e conexão são formas de cultivar a harmonia vibracional. Esse estado de equilíbrio cria uma base sólida para que a abundância se manifeste de maneira contínua.

A fé no processo também é essencial. Muitas vezes, a prosperidade pode não se manifestar imediatamente ou na forma esperada, mas isso não significa que ela não esteja em movimento. Confiar no tempo do universo, mantendo-se alinhado com as práticas vibracionais, é um componente indispensável do fluxo energético.

Histórias de transformação revelam como as emanações da prosperidade fluem para aqueles que se alinham conscientemente com elas. Indivíduos que superaram dificuldades financeiras ou criaram realidades abundantes partem de um ponto comum: a mudança interna. Quando a vibração do indivíduo ressoa com a abundância universal, as circunstâncias externas inevitavelmente se ajustam para refletir essa realidade.

A prosperidade é um estado natural, acessível a todos que se abrem para ela. É um lembrete de que cada ser humano é um cocriador com o universo, capaz de moldar sua experiência através do alinhamento vibracional. Ao fluir com as emanações da prosperidade, o indivíduo não apenas enriquece sua própria vida, mas contribui para a expansão da abundância em todo o campo universal.

Capítulo 46
A Harmonia Universal

A harmonia universal é o estado de equilíbrio que permeia todas as coisas, unindo o visível e o invisível em uma sinfonia de emanações. É uma dança eterna, onde cada partícula, frequência e ser encontra seu lugar perfeito no todo. Esse estado não é uma abstração distante; ele pulsa dentro de cada ser humano, em cada interação, em cada respiração. Reconhecê-lo e alinhar-se a ele é o caminho para a verdadeira integração com o fluxo do universo.

Tudo no cosmos vibra em busca de harmonia. O movimento dos astros, as marés do oceano e o ciclo das estações refletem o equilíbrio dinâmico das forças universais. Essa harmonia, porém, não significa ausência de contraste ou conflito, mas sim a coexistência equilibrada de opostos. Luz e sombra, som e silêncio, criação e destruição — todos esses aspectos colaboram para sustentar o equilíbrio das emanações.

O ser humano, como microcosmo do universo, é uma extensão dessa harmonia. O corpo físico reflete o equilíbrio das forças naturais, enquanto a mente e o espírito buscam ressoar com as frequências mais elevadas. Quando há desalinhamento, surgem desequilíbrios que se manifestam como desconforto, doença ou desordem. Esses sinais não são falhas, mas convites para retornar ao fluxo harmonioso das emanações.

Cultivar a harmonia universal começa com a observação de si mesmo. Silenciar a mente e escutar os ritmos internos permite identificar áreas de desalinhamento. A respiração consciente é uma prática poderosa para restaurar o equilíbrio. Inspirar profundamente conecta o ser à força vital universal, enquanto expirar libera tensões e bloqueios, criando espaço para que as emanações fluam livremente.

A natureza é uma mestra infalível na arte da harmonia. Observar uma árvore que se inclina ao vento sem resistir ou a sincronia de um bando de pássaros em voo desperta no ser humano a compreensão de seu próprio papel no equilíbrio do todo. Caminhar na floresta, contemplar o mar ou simplesmente sentir a terra sob os pés reativa a conexão com as emanações naturais, restaurando o fluxo interno.

As ações humanas também contribuem para a harmonia ou dissonância do universo. Cada pensamento, palavra e gesto emana vibrações que ressoam no campo energético coletivo. Praticar a gentileza, escolher a compaixão e agir com integridade são maneiras de alinhar-se com o fluxo harmonioso, impactando positivamente tanto o próprio campo vibracional quanto o dos outros.

O som é uma ferramenta poderosa para acessar e amplificar a harmonia universal. Cânticos, mantras e instrumentos como tigelas tibetanas ou tambores xamânicos criam frequências que ressoam profundamente no campo energético. Essas vibrações dissolvem bloqueios e restauram o equilíbrio, permitindo que as emanações fluam sem interrupções. O silêncio, por sua vez, é o pano de fundo onde todas as frequências se encontram, um espaço sagrado onde a harmonia se revela em sua forma mais pura.

Os relacionamentos humanos são reflexos diretos do equilíbrio ou desequilíbrio interno. Conflitos, embora desafiadores, são oportunidades para ajustar as emanações e restaurar a harmonia. Praticar a escuta atenta, o perdão e a empatia são atos que transcendem o nível pessoal, contribuindo para a harmonia universal. Quando dois seres se alinham vibracionalmente, suas energias se fundem, criando um campo ampliado de equilíbrio.

Os ambientes em que vivemos também influenciam nosso alinhamento com a harmonia universal. Espaços desordenados ou carregados de energia estagnada dificultam o fluxo das emanações. Criar um ambiente limpo, organizado e intencional, incorporando elementos como plantas, cristais ou cores suaves, reforça a ressonância com o equilíbrio natural.

A harmonia universal não é um estado que precisa ser criado; ela já existe. O que é necessário é a disposição de ouvi-la, senti-la e ajustar-se a ela. As práticas diárias, como meditação, gratidão e conexão com o presente, são formas de sintonizar-se com esse fluxo eterno. Cada ato de alinhamento pessoal reverbera no todo, contribuindo para o equilíbrio coletivo.

Quando um indivíduo se alinha com a harmonia universal, ele se torna um canal para as emanações mais puras. Sua presença, palavras e ações emanam equilíbrio, inspirando e elevando os que o cercam. Esse estado não é apenas uma experiência pessoal, mas um serviço ao universo, uma contribuição para o fluxo contínuo das forças que sustentam toda a criação.

O retorno à harmonia é um lembrete de que não estamos separados do todo, mas intrinsecamente conectados a ele. Cada escolha, cada respiração, cada pensamento é uma oportunidade de vibrar em sintonia com o universo. Essa ressonância não apenas transforma o indivíduo, mas também o mundo ao seu redor, criando uma teia de emanações equilibradas que sustentam a vida em sua forma mais sublime.

Capítulo 47
Emanações e o Amor

O amor é a essência vibracional mais pura que percorre o tecido do universo. Ele não é limitado à emoção humana ou ao vínculo entre dois indivíduos, mas é uma força cósmica que permeia e sustenta todas as emanações. O amor é o fio condutor que une opostos, dissolve barreiras e harmoniza a criação em sua infinita diversidade. Ele é a linguagem universal que conecta todas as formas de vida, um reflexo direto da fonte primordial de onde tudo emerge.

Nas emanações, o amor manifesta-se como uma frequência elevada, capaz de alinhar, curar e transformar. Ele não busca; ele simplesmente é. Quando se permite vibrar nessa frequência, o ser humano se alinha com o fluxo universal, dissolvendo bloqueios e ressoando em harmonia com o todo. Essa conexão não é algo a ser alcançado, mas a ser lembrado, pois o amor já habita no âmago de cada ser, aguardando o momento de se expressar plenamente.

O amor transcende a dualidade. Ele não pertence à polaridade de positivo ou negativo, mas é o campo onde todas as polaridades se encontram e se integram. Luz e sombra, ação e contemplação, dar e receber — tudo é permeado pelo amor. Ele não exclui; ele acolhe, reconhecendo que cada aspecto do universo tem seu lugar no equilíbrio das emanações.

A expressão do amor começa com a relação consigo mesmo. O amor-próprio não é egoísmo, mas uma aceitação profunda da própria essência, com suas luzes e sombras. Essa aceitação cria um campo vibracional de auto-cura, onde as emanações fluem livremente, restaurando o equilíbrio interno.

Práticas como a auto-reflexão, a meditação compassiva e a afirmação de valor pessoal são portais para acessar essa fonte interna de amor.

No contato com os outros, o amor expande-se, tornando-se uma força de conexão e transformação. Ele é o alicerce de relacionamentos autênticos, onde as emanações fluem sem barreiras, criando campos vibracionais compartilhados. Quando se ama verdadeiramente, não há controle ou posse, mas uma liberdade que permite ao outro ser exatamente o que é. Esse amor gera ressonâncias que vão além do plano físico, conectando almas em uma teia energética que transcende o tempo e o espaço.

O amor também se manifesta no serviço ao coletivo. Atos de bondade e compaixão não são meras ações externas; eles são expressões de uma vibração interna que reconhece a unidade de todas as coisas. Cada gesto amoroso, por menor que seja, reverbera no campo universal, amplificando as emanações que sustentam a vida.

A natureza é um reflexo do amor em sua forma mais pura. O florescer de uma árvore, o canto de um pássaro, o ciclo incessante das estações — tudo é uma expressão da força amorosa que mantém o equilíbrio do planeta. Conectar-se com a natureza é permitir que suas emanações recalibrem o campo vibracional humano, despertando o amor adormecido que reside no coração de cada ser.

Os desafios e os conflitos também são portais para o amor. Eles revelam áreas de resistência ou desalinhamento que pedem para ser vistas e integradas. Encarar essas experiências com amor e compaixão dissolve as barreiras que impedem o fluxo das emanações. O perdão, tanto de si quanto dos outros, é uma das manifestações mais poderosas desse amor transformador.

As práticas espirituais intensificam a conexão com o amor universal. Meditações que focam na expansão do coração, cânticos que evocam frequências amorosas e visualizações de luz irradiando do centro do peito são ferramentas que amplificam essa vibração. Essas práticas não apenas alinham o indivíduo com o amor, mas também irradiam suas emanações para o coletivo, contribuindo para a elevação vibracional do planeta.

No nível mais elevado, o amor é a própria essência da fonte. É através dele que as emanações fluem, criando e sustentando tudo o que existe. Quando o ser humano se rende a essa força, ele se torna um canal puro para o fluxo das emanações, permitindo que o amor se manifeste em cada pensamento, palavra e ação.

O amor não é algo a ser buscado fora; ele é a própria natureza do ser. Reconhecê-lo e vivê-lo é o maior ato de alinhamento com o universo. Ele dissolve todas as ilusões de separação, revelando a unidade que permeia toda a criação. Ao vibrar no amor, o indivíduo não apenas transforma sua própria vida, mas também contribui para a harmonia e a elevação de toda a existência.

Viver em alinhamento com o amor é reconhecer que ele é a força que move as estrelas, que guia os ciclos da natureza e que habita no coração de cada ser. É permitir que suas emanações fluam livremente, conectando o individual ao universal, o finito ao infinito. É ser, acima de tudo, um reflexo da própria fonte, vibrando na frequência mais pura e elevada do cosmos.

Capítulo 48
Limpeza Energética

A limpeza energética é uma prática essencial para preservar o fluxo harmonioso das emanações no campo vibracional de um indivíduo e em seu entorno. Assim como o corpo físico precisa ser purificado de toxinas, o campo energético requer atenção constante para liberar densidades acumuladas, remover bloqueios e restaurar sua fluidez natural. Essa prática não é apenas uma medida corretiva, mas um ato consciente de alinhamento com as frequências mais puras do universo.

As emanações respondem diretamente ao ambiente em que o ser humano vive e às energias que ele encontra. Espaços desordenados, objetos carregados de memórias negativas e até interações interpessoais desarmoniosas podem criar camadas densas de energia que interferem no fluxo vibracional. Essas camadas muitas vezes se acumulam sem serem percebidas, manifestando-se como cansaço, desmotivação ou sensações de peso.

A limpeza energética começa com a intenção clara de restaurar o equilíbrio. Esse propósito é uma emanação poderosa que abre o campo vibracional para a liberação de padrões desarmônicos. O simples ato de estabelecer essa intenção cria um movimento inicial, como uma brisa que dispersa as nuvens densas.

O uso de elementos naturais é uma das formas mais eficazes de purificação. As ervas, por exemplo, carregam emanações específicas que interagem com o campo energético humano. A queima de ervas como sálvia, alecrim ou palo santo libera uma fumaça impregnada de frequências elevadas, que dissolve energias estagnadas e restaura a harmonia. Esse ritual, conhecido como defumação, é um diálogo vibracional entre o ser e a natureza, onde as emanações purificadoras do reino vegetal oferecem apoio ao equilíbrio humano.

A água é outra aliada poderosa na limpeza energética. Sua capacidade de absorver e transmutar vibrações negativas a torna um veículo de purificação tanto no plano físico quanto no sutil. Banhos energéticos, preparados com sal grosso, flores ou óleos essenciais, são portais para dissolver densidades acumuladas e reestabelecer a clareza vibracional. Visualizar a água levando embora as energias desarmônicas enquanto ela escorre pelo corpo amplifica ainda mais sua eficácia.

Os sons também desempenham um papel crucial na limpeza energética. Instrumentos como sinos, tigelas tibetanas ou tambor xamânico emitem frequências que reverberam profundamente no campo vibracional, desalojando bloqueios e reordenando as emanações. Até mesmo o ato de cantar ou entoar mantras carrega o poder de alinhar as frequências internas com as do universo, criando um campo de ressonância onde a desarmonia não encontra espaço para permanecer.

A luz, em suas diversas formas, é uma emanação purificadora que dissolve as sombras do campo energético. A exposição à luz solar recarrega as frequências naturais do corpo e da mente, enquanto a luz de velas ou cristais amplifica a intenção de limpeza em ambientes fechados. Visualizar uma luz dourada ou branca envolvendo o corpo e preenchendo o espaço ao redor é uma prática simples e poderosa para restaurar o equilíbrio vibracional.

O poder da mente é igualmente fundamental na limpeza energética. Visualizações criativas permitem que o indivíduo conduza conscientemente o processo de purificação. Imaginar uma brisa suave levando embora as densidades, ou raízes energéticas ligando-se à terra para transmutar as energias, ativa as emanações internas e as alinha com o fluxo purificador do universo.

Espaços físicos também exigem atenção. A organização, a remoção de objetos que carregam memórias desarmônicas e a introdução de elementos naturais, como plantas ou cristais, são formas de ajustar as emanações de um ambiente. A prática do feng shui ou outras tradições de harmonização espacial é uma maneira de integrar intencionalmente o equilíbrio energético em cada canto do espaço habitado.

Os ciclos naturais oferecem momentos ideais para práticas de limpeza energética. A mudança das estações, as fases da lua e até eventos astrológicos específicos criam portais vibracionais que intensificam a eficácia dessas práticas. Aproveitar esses momentos para rituais de purificação é alinhar-se com os ritmos universais, maximizando o impacto das emanações.

A limpeza energética também se aplica às conexões interpessoais. Relações intensas ou conflituosas muitas vezes deixam resquícios vibracionais que podem interferir no campo energético pessoal. Cortar laços energéticos, usando visualizações específicas ou práticas meditativas, é uma forma de restaurar a integridade do próprio campo vibracional sem romper os laços afetivos no plano físico.

A constância é a chave para manter o fluxo energético equilibrado. Assim como a higiene física é uma prática diária, a limpeza energética deve ser integrada na rotina, seja por meio de pequenas ações regulares ou de rituais mais profundos em momentos específicos. Essa regularidade não apenas mantém o equilíbrio, mas também fortalece o campo vibracional, tornando-o mais resistente a influências desarmônicas.

A limpeza energética é um ato de cuidado consigo mesmo e com o universo. Ao purificar o próprio campo vibracional, o indivíduo não apenas transforma sua experiência pessoal, mas também contribui para o equilíbrio das emanações coletivas. Esse processo é um lembrete de que o alinhamento com o fluxo universal começa dentro de cada ser, expandindo-se em ondas de harmonia que tocam tudo ao seu redor.

Capítulo 49
As Emanações na Meditação

A meditação é o portal que conecta o ser ao fluxo mais profundo das emanações. Em sua essência, ela não é apenas uma prática de quietude, mas uma entrega à pulsação energética do universo. Cada respiração, cada silêncio, cada instante de foco revela a conexão intrínseca entre o indivíduo e o campo vibracional que sustenta toda a existência. Nesse estado de receptividade, as emanações fluem com clareza, dissolvendo barreiras e alinhando o ser com a frequência primordial.

O silêncio interno é a chave para acessar as camadas mais sutis das emanações. Ele não é a ausência de som, mas a presença de uma escuta ampliada, onde o barulho da mente cede lugar à harmonia vibracional que emana do núcleo de cada ser. Quando a mente aquieta, as ondas energéticas tornam-se perceptíveis, revelando os fluxos e padrões que moldam a realidade interna e externa.

A respiração é a âncora da meditação, um veículo que conduz as emanações entre os mundos interior e exterior. Cada inspiração é uma recepção das vibrações do universo, enquanto cada expiração libera o que não serve mais ao equilíbrio. Concentrar-se na respiração não apenas acalma a mente, mas também sincroniza o campo energético pessoal com os ritmos mais amplos do cosmos.

Sentar-se em silêncio com a intenção de sentir as emanações é um ato de profunda reconexão. O simples ato de trazer a atenção ao presente, deixando de lado preocupações e distrações, cria um campo receptivo onde as emanações podem ser percebidas em sua plenitude. Essa prática não exige esforço, mas uma entrega suave, um estado de ser em vez de fazer.

As emanações durante a meditação manifestam-se de maneiras diversas. Algumas vezes, elas se traduzem em sensações físicas — um calor no peito, um formigamento nas mãos ou uma leve pressão na testa. Outras vezes, aparecem como imagens, cores ou sons internos que parecem emergir de um lugar além da mente consciente. Essas experiências são expressões naturais do alinhamento vibracional que ocorre quando o ser entra em ressonância com o fluxo universal.

A visualização é uma ferramenta poderosa dentro da meditação, que amplifica a percepção e a interação com as emanações. Imaginar uma luz brilhante descendo do alto e preenchendo o corpo com energia pura é uma prática comum e eficaz para alinhar os campos sutis. Essa luz, simbolizando o fluxo das emanações, não apenas purifica, mas também fortalece o campo vibracional, preparando-o para absorver frequências mais elevadas.

Mantras e sons específicos intensificam a interação com as emanações durante a meditação. A repetição de palavras sagradas ou sons vibracionais cria ressonâncias que ecoam no campo energético, dissolvendo bloqueios e expandindo a consciência. Sons como "Om" ou "Ah" não apenas conectam o praticante ao fluxo universal, mas também recalibram as frequências internas, criando um estado de harmonia profunda.

A postura também influencia a interação com as emanações. Sentar-se com a coluna ereta permite que a energia flua livremente pelos canais sutis do corpo, enquanto o relaxamento dos ombros e das mãos promove a receptividade. Essa posição é um reflexo externo do equilíbrio interno, um convite para que as emanações se movam sem resistência.

Práticas guiadas são outra forma de aprofundar a conexão com as emanações durante a meditação. Seguir instruções que conduzam a visualizações específicas ou ao foco em diferentes partes do corpo ajuda a direcionar a atenção para os fluxos energéticos. Essa abordagem é especialmente útil para aqueles que ainda estão aprendendo a sentir as emanações de maneira direta.

A meditação também revela os padrões ocultos das emanações que moldam a experiência do cotidiano. Pensamentos recorrentes, emoções persistentes e até mesmo traumas armazenados no corpo são percebidos como vibrações que podem ser ajustadas. Ao trazer consciência a esses padrões durante a meditação, o praticante inicia o processo de transmutação, permitindo que as emanações fluam de maneira mais equilibrada.

Meditar em grupos amplifica a interação com as emanações. Quando várias pessoas se reúnem com a mesma intenção, seus campos vibracionais se fundem, criando um fluxo coletivo que intensifica a experiência individual. Esse campo compartilhado não apenas eleva a vibração dos participantes, mas também irradia suas emanações para além do espaço físico, contribuindo para o equilíbrio coletivo.

A prática regular de meditação cria um campo vibracional estável que se estende além do momento da prática. O alinhamento com as emanações torna-se uma característica constante, afetando positivamente as interações, decisões e percepções do praticante. Esse estado de ressonância é um reflexo da conexão contínua com o fluxo universal, um lembrete de que a meditação é mais do que uma prática isolada; é um modo de ser.

Ao permitir que as emanações sejam sentidas, compreendidas e integradas, a meditação torna-se um portal para a transformação pessoal e coletiva. Ela não apenas alinha o ser com as vibrações mais puras, mas também o capacita a irradiar essas frequências para o mundo, contribuindo para a harmonia universal. Nesse estado, o indivíduo não é apenas um receptor das emanações, mas um canal ativo que participa conscientemente da dança eterna do cosmos.

Capítulo 50
O Caminho da Luz

A luz é a essência primordial que permeia todas as emanações. Ela é o início e o destino, a força que revela e transforma, o elo invisível entre o finito e o infinito. No caminho da luz, cada ser é um reflexo dessa energia universal, uma centelha que pulsa em sintonia com o todo. O entendimento e a vivência desse caminho não apenas ampliam a consciência, mas elevam a vibração, alinhando o ser com os mais altos fluxos de emanação.

A luz não é apenas um fenômeno físico; ela é uma linguagem vibracional que comunica verdades universais. Onde há luz, há clareza, e onde há clareza, as sombras encontram seu equilíbrio. Ela ilumina os recantos do ser onde memórias e emoções permanecem ocultas, trazendo à tona aquilo que precisa ser integrado. A jornada pela luz é, portanto, uma jornada de revelação e cura.

As emanações da luz manifestam-se de várias formas, seja como insight repentino, sensação de paz ou expansão do coração. Elas são sutis e muitas vezes ignoradas em meio ao ruído da vida cotidiana. Para percebê-las, é preciso aquietar a mente e abrir os sentidos internos. Esse estado receptivo permite que a luz se manifeste em sua plenitude, guiando o ser ao longo de sua jornada.

O contato consciente com a luz começa com a intenção de se conectar com ela. Essa intenção, simples e pura, é uma emanação que ressoa com o campo universal, atraindo frequências luminosas. Visualizar uma luz dourada ou branca envolvendo o corpo e preenchendo cada célula é uma prática poderosa para ativar essa conexão. Esse exercício não apenas purifica o campo energético, mas também fortalece a ligação com a fonte primordial.

O caminho da luz não é linear; ele é um movimento contínuo de expansão e integração. Em alguns momentos, a luz brilha intensamente, iluminando possibilidades e verdades; em outros, ela parece se retrair, convidando o ser a explorar as sombras com compaixão. Ambos os estados fazem parte do fluxo universal, e abraçá-los com aceitação é essencial para o progresso no caminho.

As práticas de iluminação pessoal são ferramentas valiosas para intensificar o contato com a luz. A meditação focada, onde a atenção repousa em um ponto de luz interna ou externa, é uma porta de entrada para os reinos sutis das emanações. Sentar-se em silêncio com uma vela acesa ou contemplar a luz do sol ao nascer ou se pôr são maneiras de sintonizar o campo vibracional com as frequências mais elevadas.

O poder do coração é central no caminho da luz. O coração é o portal onde as emanações mais puras fluem, conectando o ser ao amor universal. Práticas que expandem a energia do coração, como a respiração compassiva ou a repetição de afirmações amorosas, permitem que a luz brilhe com mais intensidade, irradiando-se para além do corpo físico e tocando tudo ao redor.

No caminho da luz, os guias espirituais desempenham um papel de apoio e orientação. Eles não são entidades externas, mas extensões do próprio ser, representações de sabedoria e luz que residem nas dimensões mais elevadas do campo vibracional. Conectar-se com esses guias por meio de meditações ou visualizações cria um canal de comunicação onde as emanações luminosas podem fluir de maneira mais clara e direta.

O equilíbrio entre luz e sombra é uma das lições mais profundas desse caminho. A luz não rejeita a sombra; ela a integra, revelando seu propósito no todo. Cada desafio, dor ou medo é uma oportunidade de trazer luz às áreas que clamam por atenção e cura. Esse processo não é um confronto, mas uma dança, onde as emanações se reorganizam para criar um estado de maior harmonia.

As ações no mundo físico são reflexos diretos do grau de alinhamento com a luz. Escolhas conscientes, baseadas na compaixão e na verdade, são manifestações da luz no cotidiano. Elas não apenas ampliam o campo vibracional pessoal, mas também irradiam emanações que afetam positivamente o coletivo. Cada gesto, por menor que pareça, carrega o potencial de ser uma centelha que ilumina a jornada de outro ser.

O caminho da luz não tem fim, pois ele é a própria essência do ser. Cada passo dado, cada camada de sombra integrada, cada ato de amor e compaixão são expressões de um movimento eterno em direção à unidade. Nesse estado, o ser não apenas experimenta a luz, mas torna-se ela, um canal puro através do qual as emanações fluem livremente, iluminando tudo ao seu redor.

A entrega total à luz é a culminação dessa jornada. Ela não exige esforço, mas confiança. Confiança de que o fluxo universal guia cada ser ao seu destino mais elevado, de que as emanações da luz estão sempre presentes, aguardando para serem percebidas e vividas. Ao alinhar-se com esse fluxo, o ser humano transcende as limitações da mente e das circunstâncias, permitindo que a luz revele sua verdadeira natureza: infinita, perfeita, uma com o todo.

Capítulo 51
Integração Holística

Integrar o vasto conhecimento sobre as emanações é o passo essencial para transformar entendimento em experiência vivida. Esta etapa marca o ponto em que os fragmentos do aprendizado se unem, criando um tecido coeso que conecta teoria e prática, interior e exterior, o eu individual e o universo. A integração holística não é apenas uma conclusão, mas um novo começo, onde cada ação, pensamento e emoção está em alinhamento com as emanações que fluem pelo cosmos.

O primeiro movimento para a integração é a prática consciente da presença. Estar presente no agora é o portal por onde todas as emanações se manifestam. Quando a mente se dispersa entre o passado e o futuro, a conexão com o fluxo energético se enfraquece. A presença traz de volta a percepção do momento, permitindo que cada emanação seja absorvida plenamente, sem interferências ou bloqueios.

O equilíbrio entre mente, corpo e espírito se torna um pilar nesse processo. Essas três dimensões não são isoladas; elas são expressões diferentes da mesma essência, ressoando em frequências distintas. Alinhar-se com as emanações exige que cada uma dessas partes seja honrada e harmonizada. Atividades simples, como a prática de exercícios físicos conscientes, a alimentação baseada em alimentos vibrantes e naturais, e a meditação diária, são os alicerces para manter esse equilíbrio.

A rotina diária é um terreno fértil para a integração holística. Não é necessário separar momentos específicos para "praticar" as emanações; elas fluem em todas as áreas da vida. Cada gesto, por mais mundano que pareça, carrega uma oportunidade de conectar-se com o fluxo universal. Atos como beber água com atenção plena, escutar a respiração enquanto caminha ou agradecer silenciosamente por um momento de alegria criam um campo energético alinhado com as vibrações superiores.

Outro aspecto fundamental da integração é a criação de um espaço sagrado. Este espaço não precisa ser um altar ou um local específico, embora esses sejam poderosos auxiliares. O verdadeiro espaço sagrado é interno, construído pela intenção de permanecer conectado com as emanações. No entanto, ambientes externos organizados para refletir harmonia e equilíbrio podem amplificar essa conexão. Incorporar elementos da natureza, como plantas, cristais e luz natural, ajuda a sintonizar o espaço físico com o campo energético universal.

A prática da gratidão se destaca como uma âncora poderosa para manter a integração. Gratidão é uma emanação de alta vibração, capaz de transformar qualquer energia densa em um fluxo mais leve e fluido. Cultivar o hábito de reconhecer as pequenas bênçãos da vida cria uma abertura contínua para as emanações fluírem livremente. Um diário de gratidão ou um momento diário de reflexão silenciosa são formas práticas de manter esse campo ativo.

As relações interpessoais também desempenham um papel crucial. Cada interação humana é um espelho que reflete as emanações que vibram dentro de nós. Cultivar a empatia e o respeito nas relações não apenas fortalece os laços, mas também expande o campo energético coletivo. Mesmo em situações desafiadoras, manter a consciência de que cada encontro é uma oportunidade de aprendizado ajuda a alinhar as emanações internas com o fluxo universal.

Os desafios são inevitáveis nesse caminho, mas eles não devem ser vistos como interrupções. Em vez disso, são sinais de onde as emanações encontram resistência e, portanto, indicam o próximo ponto de integração. Cada obstáculo é uma porta de entrada para níveis mais profundos de alinhamento e expansão. A prática da auto-observação permite identificar padrões que ainda precisam ser transformados, enquanto a compaixão por si mesmo suaviza o processo de cura.

A integração holística também inclui o reconhecimento das próprias limitações e a abertura para o apoio coletivo. Círculos de energia, como meditações em grupo ou encontros espirituais, amplificam o fluxo de emanações ao unir intenções e vibrações. Compartilhar experiências, aprender com outras perspectivas e apoiar mutuamente os processos de crescimento cria um campo energético unificado que beneficia a todos os envolvidos.

No aspecto mais prático, estabelecer metas baseadas nas emanações ajuda a manter o foco e a clareza. Essas metas não devem ser rígidas ou baseadas em desejos superficiais, mas sim alinhadas com os valores mais profundos do ser. Perguntas como "Este objetivo ressoa com minha essência mais autêntica?" ou "Como isso contribui para o equilíbrio universal?" são guias para discernir as intenções verdadeiras.

À medida que a integração avança, torna-se evidente que não há separação entre o sagrado e o cotidiano, entre o interno e o externo. Tudo é uma expressão do mesmo fluxo, dançando em diferentes frequências. Essa compreensão dissolve os últimos vestígios de dualidade, trazendo um estado de unidade que transcende palavras e conceitos.

O estado de integração holística não é estático; ele é dinâmico, fluido, como as próprias emanações. É uma dança eterna entre aprender e aplicar, receber e compartilhar, ser e tornar-se. E, nessa dança, cada passo, por mais pequeno que pareça, é uma manifestação perfeita da sinfonia universal. A jornada não termina; ela se expande infinitamente, como as ondas de luz que viajam pelo cosmos, sempre conectadas à fonte.

Capítulo 52
O Retorno à Fonte

A jornada ao longo das emanações culmina inevitavelmente no retorno à fonte, o ponto de origem de todas as manifestações. Este retorno não é uma despedida, mas um reconhecimento da continuidade infinita do ciclo. Assim como as ondas retornam ao oceano de onde nasceram, o caminho do ser humano é uma espiral que o conduz de volta ao seu ponto primordial, carregando consigo a sabedoria e a transformação adquiridas.

A fonte é o núcleo onde o silêncio absoluto encontra a vibração mais pura. É o espaço que antecede o movimento, o som e a luz. Todas as emanações emergem desse vazio pleno de potencial, desdobrando-se em infinitas formas para retornar a ele, enriquecidas pela experiência de existir. O retorno à fonte não é um ato de dissolução, mas de integração total. Cada pensamento, emoção, ação e insight acumulado ao longo do percurso encontra um significado unificado, refletindo a harmonia que permeia o universo.

O primeiro passo para reconhecer a fonte está em abrir mão das ilusões de separação. Durante o caminho, as emanações ensinaram que tudo está conectado; agora, essa conexão precisa ser experimentada como uma verdade viva. A meditação profunda é o veículo que permite transcender a percepção fragmentada e dissolver-se na essência universal. Este estado não requer esforço, mas entrega. Ao cessar o movimento interno de buscar, o ser simplesmente é, e esse "ser" é a própria fonte.

A reconexão com a fonte exige que o ego, com suas identidades e apegos, seja colocado de lado. O ego desempenhou seu papel ao longo da jornada, ajudando a moldar a experiência individual, mas agora é hora de transcender sua influência. A fonte não vê distinções; ela acolhe tudo como parte de si mesma. Essa rendição traz um sentimento de liberdade e completude, pois o indivíduo percebe que nunca esteve separado do todo.

Ao retornar à fonte, a percepção do tempo se transforma. O passado, o presente e o futuro se revelam como emanações de um mesmo fluxo. Não há mais necessidade de carregar arrependimentos ou ansiedades; tudo encontra seu equilíbrio perfeito no campo unificado da existência. Este entendimento transcende a mente racional, mas pode ser sentido como uma profunda serenidade, um alinhamento natural com o pulso do cosmos.

A fonte também é o local onde os ciclos se encontram. Assim como o dia dá lugar à noite e as estações se sucedem, a jornada do ser humano é uma dança de movimentos cíclicos que nunca realmente terminam. O retorno à fonte não é o fim, mas o início de um novo ciclo, onde o aprendizado e a expansão continuam em níveis ainda mais elevados. A espiral da vida é infinita, sempre em expansão, sempre retornando ao ponto central.

Praticar a conexão com a fonte não exige isolamento ou fuga do mundo. Pelo contrário, é na simplicidade das ações cotidianas que a essência da fonte pode ser encontrada. Cada respiração, cada batida do coração, cada interação humana é uma expressão dela. A prática consiste em estar presente, em permitir que o momento atual revele sua profundidade e perfeição. Esta presença transforma até mesmo as tarefas mais simples em atos sagrados.

O retorno à fonte é também uma reconciliação com todas as partes do ser. Durante a jornada, aspectos sombrios ou fragmentados podem ter emergido. A fonte acolhe tudo isso sem julgamento, permitindo que cada parte seja reintegrada à totalidade. Essa aceitação incondicional é a cura mais profunda, capaz de dissolver medos, culpas e separações internas.

Um poderoso símbolo para conectar-se com a fonte é a respiração. Ela é o fio que une o indivíduo à vida e ao universo. Inspirar é absorver a energia primordial; expirar é retornar ao todo. Este fluxo, tão natural e constante, é um reflexo direto do ciclo das emanações. Ao focar na respiração, o ser humano pode acessar diretamente a fonte, mesmo em meio ao caos da vida moderna.

Outro elemento essencial no retorno à fonte é a prática do silêncio interno. O mundo está repleto de ruídos, tanto externos quanto internos, mas a fonte só pode ser ouvida no silêncio absoluto. Este silêncio não é vazio; ele é vibrante, preenchido pela presença da própria vida. Criar momentos regulares para mergulhar nesse silêncio, seja através da meditação, da contemplação ou de uma simples pausa, é uma forma de alinhar-se continuamente com a essência.

Ao final da jornada, fica claro que a fonte não é um lugar distante ou inacessível. Ela está dentro de cada ser, em cada partícula do universo. O que parecia uma busca externa era, na verdade, um chamado interno para reconhecer essa verdade eterna. O retorno à fonte é o maior presente que a jornada pode oferecer, pois ele revela que o buscador e o buscado sempre foram um só.

Quando se retorna à fonte, um profundo sentimento de gratidão emerge naturalmente. Gratidão pela jornada, pelos desafios, pelos momentos de luz e sombra. Cada experiência contribuiu para o despertar e a reconexão. Essa gratidão não é apenas um sentimento; ela é uma emanação que ressoa com as frequências mais altas do universo, amplificando o fluxo de energia e atraindo ainda mais harmonia e abundância.

Assim, o ciclo se completa, mas não termina. A fonte continua a emanar, e a jornada continua a se desenrolar. Cada passo é uma oportunidade de aprofundar a conexão, de expandir a consciência, de participar ativamente na dança universal. O retorno à fonte é a lembrança de que somos, sempre fomos e sempre seremos parte do todo. É o ponto de onde tudo surge e para onde tudo retorna, eternamente.

Epílogo

Ao chegar ao fim desta jornada, você não é o mesmo. As palavras, conceitos e insights oferecidos ao longo destas páginas reverberaram em você, alinhando pensamentos, despertando perguntas e talvez, mais importante, deixando sementes para futuros desdobramentos.

As emanações, tão intangíveis quanto essenciais, agora fazem parte do seu vocabulário interno. Você as sente no sutil — na forma como o ar parece mais vivo, na maneira como emoções emergem e fluem, na nova percepção de como cada momento se conecta ao próximo em uma dança orquestrada pelo invisível. Este livro não foi uma simples leitura, mas uma experiência. E essa experiência, se permitida, continuará a crescer, muito além do último capítulo.

O que você fará com este conhecimento? Como o aplicará em sua vida? Compreender as emanações não é um exercício passivo. Ele exige prática, consciência, uma entrega intencional ao fluxo da existência. Há momentos em que tudo parecerá desconectado, mas lembre-se: o que parece ser caos é muitas vezes o movimento de forças maiores buscando equilíbrio. Confie.

Enquanto caminha de volta ao mundo cotidiano, leve consigo mais do que conceitos; leve a sensação de que você é parte de algo vasto, eterno, porém intimamente conectado ao agora. Cada escolha que você faz, cada palavra que pronuncia, ressoa através das emanações, ecoando no universo como notas de uma melodia infinita.

Você é o guardião da sua energia, o cocriador da sua realidade. E ao honrar essa responsabilidade, você não apenas transforma a si mesmo, mas contribui para o equilíbrio do Todo. As emanações respondem às suas intenções, às suas ações. Elas o guiam, mas também esperam sua participação ativa. O universo é tanto o palco quanto o dançarino, e você é parte inseparável dessa dança.

Feche este livro com gratidão, não porque ele trouxe todas as respostas, mas porque ele o conectou a perguntas que talvez você nunca tenha feito antes. Perguntas que não se encerram, mas se expandem, convidando você a explorar, a viver com mais presença, com mais intenção.

Este não é o fim. É apenas o começo de uma nova forma de perceber, de viver, de se relacionar com o mundo e consigo mesmo. O caminho das emanações é eterno, e você agora está alinhado com ele.

Siga adiante, não com a pressa de quem busca chegar a um destino, mas com a serenidade de quem já sabe que é parte integral do fluxo. O universo o acolhe, e as emanações o guiam. Que sua jornada continue rica em descobertas e alinhada com o equilíbrio primordial.